全国高等中医药院校规划教材

中医特色护理精品系列

中医健康管理

（供护理学、卫生管理及相关专业用）

主　编

高　静（成都中医药大学）

葛　莉（福建中医药大学）

副主编（以姓氏笔画为序）

王诗源（山东中医药大学）

林美珍（广州中医药大学）

秦莉花（湖南中医药大学）

郭　趣（云南中医药大学）

编　委（以姓氏笔画为序）

邓丽金（福建中医药大学）

杜　娟（甘肃中医药大学）

邹小燕（河南中医药大学）

沙晓华（江西中医药大学科技学院）

周慧敏（湖北中医药大学）

柏丁兮（成都中医药大学）

宣　锦（贵州中医药大学）

袁　群（湖南中医药大学）

钱凤娥（云南中医药大学）

中国中医药出版社

·北　京·

图书在版编目（CIP）数据

中医健康管理 / 高静，葛莉主编 . —北京：中国中医药出版社，2020.9（2021.8重印）

全国高等中医药院校规划教材 . 中医特色护理精品系列

ISBN 978 - 7 - 5132 - 6273 - 6

Ⅰ . ①中… Ⅱ . ①高… ②葛… Ⅲ . ①中医学—保健—

中医学院—教材 Ⅳ . ① R212

中国版本图书馆 CIP 数据核字（2020）第 107458 号

中国中医药出版社出版

北京经济技术开发区科创十三街 31 号院二区 8 号楼

邮政编码 100176

传真 010-64405721

河北省武强县画业有限责任公司印刷

各地新华书店经销

开本 850×1168 1/16 印张 9.25 字数 226 千字

2020 年 9 月第 1 版 2021 年 8 月第 2 次印刷

书号 ISBN 978 - 7 - 5132 - 6273 - 6

定价 45.00 元

网址 www.cptcm.com

社长热线 010-64405720

购书热线 010-89535836

侵权打假 010-64405753

微信服务号 zgzyycbs

微商城网址 https://kdt.im/LIdUGr

官方微博 http://e.weibo.com/cptcm

天猫旗舰店网址 https://zgzyycbs.tmall.com

如有印装质量问题请与本社出版部联系（010-64405510）

全国高等中医药院校规划教材

中医特色护理精品系列

丛书编委会

总主编

何清湖（湖南中医药大学）

编　委（以姓氏笔画为序）

石国凤（贵州中医药大学）

白建英（河北中医学院）

毕怀梅（云南中医药大学）

刘建军（江西中医药大学）

李　超（辽宁中医药大学）

李卫红（广西中医药大学）

杨英豪（河南中医药大学）

吴　彬（广西中医药大学）

宋　阳（广州中医药大学）

陈佩仪（广州中医药大学）

陈莉军（山东中医药大学）

陈偶英（湖南中医药大学）

罗尧岳（湖南中医药大学）

赵殿龙（山西中医药大学）

胡　慧（湖北中医药大学）

高　静（成都中医药大学）

葛　莉（福建中医药大学）

潘晓彦（湖南中医药大学）

前　言

2016 年，国家卫生健康委员会制定并印发了《全国护理事业发展规划（2016—2020 年）》，明确指出将大力开展中医护理人才培养，各高等中医药院校也在探索有中医特色的应用型护理人才培养方案，并进行课程改革探索。2019 年 10 月，《中共中央 国务院关于促进中医药传承创新发展的意见》出台，强调改革人才培养模式，强化中医思维培养，改革中医药院校教育，调整优化学科专业结构，强化中医药专业主体地位，充分发挥中医护理在养生保健、疾病治疗、慢病管理、康复促进、健康养老等方面的作用。为促进中医护理人才培养，推动具有中医特色的护理学专业课程与教材建设，中国中医药出版社组织编写本套"中医特色护理精品系列"，并纳入"全国高等中医药院校规划教材"体系。

本套教材共 5 册，分别为：

1.《中医护理导论》：包括中医药文化和哲学基础（护理相关）、中医生理观、中医病理观、中医诊察病症的方法（四诊及辨证基础）等。

2.《中医护理基础》：包括中医护理原则、中医护理健康评估、饮食药膳护理、用药护理（中药基础、常用中药、常用方剂）、腧穴、康复护理、养生等。

3.《中医护理技能》：包括 18 项常用中医护理技术、临床专科护理技术、中医护理技能综合训练等。突出操作技能，并配备部分教学视频。

4.《中医临证施护》：包括临床各科常见病的辨证施护等，并运用案例导入和分析，突出中医护理临床思维训练。

5.《中医健康管理》：包括中医健康管理概论、社区特殊人群（妇女、儿童、老年人）中医健康管理、中医亚健康管理、慢病中医健康管理等。突出全人、全生命周期、全过程的健康管理。

本套教材联合全国十余所中医药院校的资深中医护理教师共同编写，知识体系完整，紧密结合临床和行业政策，突出了中医护理理论、特色护理技术及临床辨证施护思维，同时配备了相关数字化补充资源。

丛书编委会

2019 年 11 月

编写说明

为促进中医护理人才培养，进一步推动具有中医特色的护理学专业教材建设，本教材作为中国中医药出版社"中医特色护理精品系列"之一，符合当前大健康建设背景下对健康管理人才、健康管理理论和知识技能的迫切需求。本教材将中医学理论，中医"治未病"理念，中医护理整体观，辨证施护的特色，中医护理基本原则，中医护理常见操作技能等融入健康管理全过程，教材内容既秉承西医学理论指导下的健康管理模式，又兼具中医特色，形成具有中国特色的中医健康管理新模式。

《中医健康管理》是目前唯一一本具有中医特色的健康管理规划教材。其编写围绕着培养中西医结合高素质应用型护理人才、健康管理师进行。编写过程中，编委会除按照丛书编委会的统一要求外，还广泛查阅国内外文献、实地调研、咨询专家等，经过反复讨论、论证后确定编写大纲、教学大纲。结合国家、社会、行业对人才的需求，编写中始终以学生为中心，以教学为重点，及时反映新理论、新知识、新技术，力求体现知识的先进性、实用性、科学性，促进学生全面发展。

本教材包括健康管理与中医健康管理、中医健康管理的"治未病"思想、中医健康状态信息采集与评估、中医健康状态调理、中医健康状态跟踪服务五部分内容。

（1）健康管理与中医健康管理，包括健康管理、中医健康管理概述和健康管理师三个部分，主要介绍健康管理相关知识，中医健康管理背景、概念和学科发展，以及健康管理师制度概述、职业标准等内容。

（2）中医健康管理的"治未病"思想，包括"治未病"的中医学基础理论与特点和"治未病"的内涵两个部分，强调"治未病"的含义、基础和根本及范畴。

（3）中医健康状态信息采集与评估，包括中医健康状态信息采集的"四诊技术"及应用、中医健康状态的评估、亚健康状态的评估、常见慢性疾病状态评估四部分内容，强调在"四诊技术"基础上对中医健康状态类型、中医体质进行辨识，并能应用于常见慢性疾病的评估。

（4）中医健康状态调理，介绍中医健康状态调理技术、重点人群和职业人群的中医健康状态调理及常见慢性疾病的调理四部分内容，强调常用的中医健康状态调理技术和重点人群的中医健康状态调理，从饮食调理、生活起居、中医调理技术等方面对常见慢性疾病和职业人群的健康状态进行调理。

（5）中医健康状态跟踪服务，包括中医健康状态跟踪服务的目的和意义、中医健康监测、中医健康教育、中医健康档案管理和中医健康管理的回访五部分内容。介绍健康监测的内容和形式，中医健康教育的内容、形式及流程，中医健康档案管理的目标和内容，以及中医健康管理回访的目的和意义等内容。

　　本教材编写的具体分工如下：第一章由高静、宣锦、沙晓华编写。第二章由林美珍、杜娟编写。第三章由王诗源、钱凤娥、袁群、邹小燕、周慧敏编写。第四章由秦莉花、柏丁兮、邹小燕、周慧敏、钱凤娥编写。第五章由葛莉、邓丽金、郭趣编写。

　　由于本教材是首次编写，且编写中涉及学科较多，限于编写时间及课时要求，难免有疏漏和不足之处，恳请使用本书的广大教师、学生和读者，给我们提出宝贵意见，以便再版时修订提高。

《中医健康管理》编委会

2020 年 6 月

目录

第一章　健康管理与中医健康管理

第一节　健康管理概述

一、健康管理的概念和特点

1. 健康管理的基本概念　人口的老龄化、急性传染性疾病的蔓延、慢性非传染性疾病发病率的提升及环境的恶化，导致了医疗卫生需求不断增长。医疗费用持续上升和与健康相关的生产效率不断下降，对国家经济和社会发展构成了挑战。传统的以疾病为中心的诊治模式已难以面对新的挑战，形成以个体和群体健康为中心的新的管理模式迫在眉睫。新技术的产生和相关学科的进步，为健康管理学科的产生奠定了坚实的基础。

健康管理作为一门新兴学科和行业，从不同的专业视角出发，对其概念的理解亦存在不同。从公共卫生的角度，健康管理是找出健康的危险因素，继而进行连续监测和有效控制。从预防保健的角度，健康管理是通过体检早期发现疾病，并做到早诊断、早治疗。从健康体检服务的角度，健康管理是健康体检的延伸与扩展，体检及检后的跟踪随访服务。从疾病管理的角度，健康管理是更加积极、主动的疾病筛查与及时诊治。从职业健康与生产力管理的角度，健康管理可提早发现和管理职业损伤或早期慢性病，减少因病伤所致的损失，提高职业健康能力和生产效率。从公共或商业健康保险的角度，健康管理是通过定期预防性健康体检，发现慢性病高危人群和个体发病风险，并根据健康风险评估结果制定健康管理险种，从而减少健康损失和保险赔付。

目前，国内外对于健康管理的概念及定义尚未达成一致性表述，综合国内外有关健康管理的几种代表性定义，参考我国《健康管理师国家职业标准》中对健康管理师的职业定义，可认为，健康管理是以现代健康概念和新的医学模式及中医"治未病"思想为指导，运用西医学和管理学的理论、技术和方法，对个体或群体健康状况及影响健康的危险因素进行全面检测、评估及干预的过程，科学调动社会资源，以最小成本获得最大的健康效益，达到预防疾病发生、控制疾病进展、提高生命质量，实现以促进人人健康为目标的新型医学服务过程。狭义的健康管理是指基于健康体检的结果，建立专属的健康档案，评估健康状况，并有针对性地提出个性化健康管理方案，由专业人员提供一对一咨询指导和跟踪指导服务，使被管理者从社会、心理、环境、营养、运动等多角度得到全面的健康维护和保障服务。我国健康管理服务是由具有从业资格的健康管理师、社区医生等专业人员承担。

健康管理的内涵为健康管理是在健康管理医学理论体系指导下的医学服务实践。健康管理的主体是经过系统医学教育或培训并取得相应资质的医务工作者。健康管理的对象包括健康人群、亚健康人群（亚临床人群、慢性非传染性疾病风险人群）及慢性非传染性疾病早期或康复期人群。健康管理的重点是健康危险因素的干预和慢性非传染性疾病的管理。健康管理服务的两大支撑点是信息技术和保险服务。健康管理的公众理念是"病前主动防，病后科学管，跟踪服务不间断"。健康体检是开展健康管理服务的基础与前提，健康干预是开展健康管理的出发点与落脚点。

综上所述，健康管理不仅是一个概念，也是一种方法，更是一套完善、周密的服务程序，目的是使患者和健康人群更好地恢复健康、维护健康和促进健康，并节约经费开支，有效降低医疗支出。

2.健康管理的特点　健康管理的特点是标准化、个体化与系统化地应用医学、预防医学、管理学理论和方法前瞻性和综合性干预疾病。

（1）前瞻性　健康管理的目的是对引起疾病的危险因素进行准确干预，进而防止或延缓疾病的发生发展，从而降低社会医疗成本，提高人群生活质量。前瞻性是实现健康管理价值的关键。

（2）综合性　要实施准确的健康干预需综合运用现有的医学、管理学知识对疾病及危险因素进行分析，并调动一切社会医疗资源，制定有效的干预措施，建立切实可行的健康管理方案，以保证现有资源获得最大收益。综合性是落实健康管理的前提和基础。

二、健康管理学的概念与学科基础

1.健康管理学的概念与内涵

（1）健康管理学的概念　健康管理学是研究人的健康与影响因素，以及健康管理相关理论、方法和技术的新兴学科；是对健康管理医学服务实践的概括和总结，是健康医学的重要组成部分；是一个相对独立的医学科学知识体系。

（2）健康管理学的主要内涵

1）研究个体或群体的健康与影响健康的因素，即研究人的健康概念、健康理念、健康观念、健康测量维度、健康评价指标体系与评价标准、健康决定因素或影响因素。

2）研究健康管理相关理论、适宜技术与方法，以及健康管理研究方法。①健康管理相关理论：包括健康行为学管理理论、健康信息学管理理论、健康测量学理论、中医"治未病"健康管理理论、预防保健与健康管理理论、健康评估学理论、生理健康管理理论、心理健康管理理论、社会适应性健康管理理论、职业与环境健康管理理论、"零级预防"与慢病风险管理理论等；②健康管理适宜技术与方法：健康信息采集与分析技术、整体健康状况与疾病或损伤风险评估及其评价技术、健康干预与健康跟踪技术等；③健康管理研究方法：健康自评自测方法、健康维度测量评价方法、健康状态辨识评价方法、健康信息分析与建模方法、健康调查与随访方法、健康实验或试验评价方法、健康管理路径与路线图方法、健康干预方案或处方设计方法、健康改善效果或健康管理效益评价方法。

3）健康管理学是一门相对独立的医学学科与知识体系，是对健康管理创新成果和实践经验的概括和总结。

4）健康管理学是健康医学的重要组成部分和对现代医学的发展与创新。

2. 健康管理学的学科基础　健康管理学作为一门新兴的医学学科，依赖基础医学、临床医学、预防医学的理论和技术。不同于传统的医学，健康管理学研究的主要内容、服务对象、服务内容和服务模式，从理论到实践都有很大创新。因此，健康管理学应成为医学科技创新体系之一。

（1）学科分类　从学科体系出发，健康管理的学科体系涉及宏观健康管理学和微观健康管理学。

宏观健康管理学以研究国家政府和社会、环境层面的健康管理理论和宏观政策问题为主，主要包括国家健康立法、公共健康与健康管理政策及策略、公共和／或公益性健康管理与卫生服务机构及其机制、模式、相关法律法规、规范的研究和制定等。

微观健康管理学以研究个体或群体的健康管理与健康维护及改善问题为主。其主要包括健康测量方法与评价指标体系及标准；健康监测／检测、健康评估、健康干预与健康跟踪技术与路径；健康行为与生活方式管理；健康素质／素养与健康自我管理；健康体适能监测与运动健康管理，职业健康与生产力管理；营养与生长发育健康管理；心身整合或整体心理、生理及社会适应性健康管理等。

（2）健康管理学科体系

1）健康管理学科技术体系　①健康管理关键技术体系：基因与分支检测技术、生物医学影像技术、蛋白组学、代谢组学及生物大数据技术等。②健康管理通用技术体系：健康问诊问卷、体格检查、常规医学检验技术等。③健康管理公益技术体系：移动健康自测自评技术、健康体适能与运动监测技术、健康咨询与健康指导、自我生活方式与行为改善技术、健康教育与健康培训或训练、心理压力缓解、营养处方推荐等。

2）健康管理职业与技能体系　①健康管理职业：健康管理师、公众营养师、心理咨询师、运动指导教练、中医养生师、健康照护护士和健康信息管理员等。②健康管理职业技能：健康调查与健康信息采集、健康信息分析与评估、健康管理解决方案制定与健康干预指导、健康监测与健康跟踪等。

3）健康管理学科人才培养体系　涉及健康管理学学历体系、健康管理职业教育与职业技能培训体系、健康管理服务岗位能力与继续教育培训体系、健康管理科普与健康素养教育体系等。

三、健康管理的起源与发展

（一）健康管理的起源

1. 古代东西方医学中的健康管理　在我国古代浩瀚的传统医学文献中，不难发现古代医家对健康管理的认识。《黄帝内经》"圣人不治已病治未病，不治已乱治未乱，此之谓也。夫病已成而后药之，乱已成而后治之，譬犹渴而穿井，斗而铸锥，不亦晚乎"蕴含着"预防为主"的健康管理思想。《吕氏春秋·尽数》"流水不腐、户枢不蠹，动也"富含生命在于运动的哲理。《黄帝内经》："毒药攻邪，五谷为养，五果为助，五畜为益，五菜为充，气味合而服之，以补精益气。"华佗言："动摇则骨气得消，血脉流通，病不得生，譬如户枢，终不朽也。"以上论述均体现了中医养生重视饮食补益和锻炼健身防病。而"上医治未病，中医治欲病，下医治已病"则体现了中医健康风险评估和控制思想。

在西方古代医学文献中也蕴含了早期健康管理思想。"医学之父"希波克拉底认为，"能理解生命的人同样理解健康对人来说具有最高的价值"。《罗马大百科全书》记载：医学实践由三部分组成：通过生活方式治疗、通过药物治疗和通过手术治疗。生活方式治疗是在营养、穿着和对身体的护理、锻炼、按摩、洗澡、睡眠、合理限度内的性生活等方面提供健康方式的处方和建议。

2. 西方健康管理的兴起　现代健康管理的出现，是随时代发展的需要与生产力和人力资源观念的转变应运而生的。健康管理在我国的兴起与发展，一方面得益于改革开放以来，我国社会经济的高速发展，国民生活水平显著提高，多水平、多样化的健康需求迅速增长，国家卫生事业与健康服务产业迅猛发展的大背景；另一方面，也是国际生命科学与生物技术和医疗健康产业快速发展的必然结果。目前健康管理已成为西医学发展的重要标志和新常态，健康管理与促进服务已成为我国健康服务发展的新业态和医疗健康服务供给侧改革关注的重点，是提高我国国民健康水平，扩大内需，拉动消费，促进社会经济可持续发展的重大举措和有效途径。

健康管理最早出现在美国，由全科医师和健康保险业以及健康体检发展而来。后由于健康保险的积极参与，从本质上解决了健康管理的付费问题，以及健康信息技术的支持，健康管理得以迅速发展壮大。而后英国、德国、法国和日本等国也积极效仿和实施。健康管理研究与服务的内容也由最初单一的健康体检与生活方式指导，发展到如今国家或国际组织全民健康促进战略规划的制定、个体或群体全面健康体检、健康风险评估与控制管理。进入 21 世纪以来，健康管理在发展中国家逐步兴起与发展。近几十年来，世界范围内城镇化速度加快，老龄化加速，疾病谱发生明显变化，慢性非传染性疾病死亡占总死亡的比例持续上升，以及环境的恶化，导致医疗卫生需求不断地增长。社会出现了医疗费用持续上升和与健康相关的生产效率不断下降现象，对国家经济和社会发展构成了挑战，传统的以疾病为中心的诊治模式已难以应对新的挑战。慢性非传染性疾病与不良行为、生活方式密切相关，由此出现了以健康教育与咨询、健康危险因素监测与控制、健康体检与评估，以及不良行为干预为主要内容的综合健康服务行业，并由此催生和带动了健康管理新兴学科与相关产业的发展及进步。

（二）健康管理在我国的发展

1. 第一阶段（1994—2005 年）　健康管理理念的传播阶段

20 世纪 90 年代末到 21 世纪初，随着医学模式的转变，健康医学、亚健康学、中医治未病学和"预测性、预防性、个体化与参与性"的"4P 医学"等新的医学思想与概念出现，健康管理理念也随之在我国开始传播。1994 年苏太洋在其主编的《健康医学》中首次提出健康管理的概念，即"健康管理是运用管理科学的理论和方法，通过有目的、有计划、有组织的管理手段，调动全社会各种组织和每个成员的积极性，对群体和个体健康进行有效的干预，达到维护、巩固、促进群体和个体健康的目的"。2004 年首届"中国健康产业论坛"首次将健康体检纳入健康管理和健康产业学术交流平台。这一阶段健康管理及其相关理念的传播，为形成具有我国特色的健康管理创新理论起到了宣传作用。

2. 第二阶段（2005—2010 年）　健康管理学术组织与科研引领阶段

自 2005 年开始，全国性学会等机构相继申请成立了健康管理相关学术组织或机构。2006年，中华预防医学会成立了健康风险管理与控制专业委员会；2007 年 7 月，中华医学会健康管理学分会成立；2007 年 10 月《中华健康管理学杂志》创刊。形成的《健康管理概念与学科体系的中国专家初步共识》和"健康管理现代医学创新体系"及相关产业发展目标，标志着中国特色健康管理创新理论及医学创新体系初步形成。

3. 第三阶段（2010—2013 年）　健康管理机构与学科建设阶段

自 2010 年开始，围绕健康管理（体检）机构内涵建设与学科发展的迫切需求，中华医学会健康管理学分会和中国健康促进基金会联合组织开展全国健康管理示范基地评选活动，组织开展了全国健康管理（体检）机构与行业现状调查，联合举办了两届"全国健康管理（体检）机构建设与发展大会"，三次"全国健康管理示范基地研讨会"，有力地推动了我国健康管理（体检）机构（包括民营机构）与学科建设的发展。

4. 第四阶段（2013 年至今）　健康管理与促进服务业发展阶段

2013 年 9 月 28 日，《国务院关于促进健康服务业发展的若干意见》正式发布，健康管理与促进服务正式成为国家大力发展的重要体系之一和重点发展方向；健康管理服务成为现代服务业中最具发展潜力的新兴业态，为我国深入开展健康管理研究与实践指明了方向，提供了政策支持与制度保障。在我国各级政府一系列政策支持与扶持下，相关产业开始步入协同快速发展轨道。为了规范健康管理（体检）机构的服务行为，提高其服务水平和质量，2014 年 4 月，中华医学会健康管理学分会和《中华健康管理学杂志》发表了《健康体检基本项目目录专家共识》，成为我国各级各类健康管理（体检）机构和人员的基本学术遵循及行为指南。为了贯彻落实国家卫生计生委印发的《心血管疾病高危人群早期筛查和综合干预项目管理办法（试行）》，2015 年 8 月和 12 月，中华医学会健康管理学分会和《中华健康管理学杂志》联合中华医学会心血管病学分会与中华医学会超声医学分会，先后发表了《中国体检人群颈动脉筛查与管理专家共识》，标志着我国健康管理（体检）服务开始由一般性的年度全面体检转向专业化慢病早期筛查服务，健康管理创新理论研究与实践更加成熟，开始向学科专业深度及服务新业态研究方向迈进。

四、健康管理的服务对象与任务

（一）健康管理的服务对象

健康管理的服务对象是个体和群体，是从人出生到死亡的全生命周期所涉及的一系列健康问题。其服务的群体包括不同健康状态的人群，即未病状态、欲病状态、已病状态等；个体的全生命周期不同阶段，即婴幼儿、儿童、青年、中年和老年，以及不同性别的人群；不同职业，即不同长期固定职业及特殊职业人群，不同种族人群；不同慢病风险等级和某种慢病不同阶段的人群，包括慢病低风险、中风险、高风险人群，慢病早期、中期、晚期及康复期人群。健康管理关注的是人的内在健康活动规律与外在健康表现，特别关注个体或群体健康问题（包括损伤或疾病问题）的发现、处理与预防。内在健康活动规律包括人体内在的生理及心理活动规律，组成人体分子、细胞、组织、器官、系统的正常结构与功能，身体内环境变化与调节规律，组织自我修复、生理自我调控、疾病或损伤自我康复的能力等；外在健康表现包括身体形体或形态、毛发与五官、关节与肌肉骨骼、皮肤与气质或气色、耐力与力量、健康行为与生活方式、饮食与运动、精神心理状态与社会适应性、生活与工作能力；个体或群体健康问题主要包括生理、心理、社会适应性及环境健康问题，特别是个体或群体慢性非传染性疾病及其危险因素的预防与管理等问题。

（二）健康管理的任务

健康管理是研究生命过程中健康的动态变化和影响健康的各种风险因素，运用多个学科（临床医学、中医药学、预防医学、心理学、管理科学、行为科学、保险学及社会科学等）的知识和技术，研究全面检查、检测、分析和评估各风险因素对健康影响的规律和特点，提出提高整体健康水平及针对健康风险因素的干预策略和措施，包括提供咨询，指导健康、文明、科学的生活方式服务，行为干预等；在个体服务研究的基础上，研究不同地区、不同年龄段、不同性别等多个群体的健康状况并进行群体性健康风险因素预测、评估、统计和分析，在一定程度上探索疾病发生的风险及其发展趋势和规律，从而不断改进健康维护和疾病预防策略，以提高人群的健康水平。根据健康管理的研究目标和研究方向，健康管理的主要任务分为以下 11 个方面。

1. 健康管理创新理论与学科体系研究　即在逐步统一和完善健康管理相关概念（定义）的基础上，建立起一个与现代医学创新体系相匹配、能够适应和满足我国健康管理及相关产业发展需求的新的医学学科体系。包括基于健康学和健康医学及现代医学创新体系的五大学科理论及学科体系，需做到以下四点。

（1）要创新研究人的健康概念与内涵、健康测量维度与健康评价指标体系、健康决定因素与健康风险因素、健康管理方法学，使之成为健康管理基本概念和基本理论的基础与前提。

（2）要深入研究人类发展观、健康学和健康医学的概念与内涵，使其成为健康管理的理论基础与学科体系的重要支撑。

（3）要深入研究和发展健康管理的学科基本理论，使之成为健康管理创新理论与学科体系的理论基石与实践指南。

（4）要研究构建具有中国特色的健康管理学科与新业态体系，使之成为我国健康管理服务与大健康产业发展的重要学术支撑和理论导向。

2. 健康管理学科与健康管理服务相关政策研究　即研究构建健康管理学科发展相关政策，包括研究健康管理学科相关的教育培训政策、人才与人力资源保障政策、科研政策、科技成果转化及与国家合作政策；研究构建健康管理服务相关政策，包括国民健康和健康管理相关法规、支持健康管理服务新业态发展的相关政策，主要涉及健康管理服务（体检）机构和从业人员的准入与监管政策、服务质量与服务安全监督政策、服务技术考评与效果评价政策、服务支付与保险政策，以及支持社会开展健康管理和多元化开展健康管理服务等政策。

3. 健康管理服务模式与路径研究　健康管理服务模式涉及公立医院健康管理服务模式、基层或社区健康管理服务模式、各种独立或连锁健康管理（体检）机构健康管理服务模式、职业或工作场所健康管理服务模式，以及特殊职业人群（如竞技体育运动员、军事特勤人员及特殊职业或环境作业人员等）健康管理服务模式等研究；健康管理服务路径研究涉及健康管理基本路径、慢病（心血管系统疾病、内分泌系统疾病、呼吸系统疾病、各种恶性肿瘤）风险与早期筛查路径、营养与生活方式健康管理路径、心理健康管理路径等研究。

4. 健康决定因素或健康影响因素研究　包括健康保护或促进、风险因素及影响因素的研究。健康保护或促进因素的研究，涉及有利于健康的遗传因素、环境因素、社会因素、文化因素、心理因素、生活方式、饮食、运动等；健康风险因素，涉及有害环境与职业暴露、遗传病史、不良生活方式、不利于健康的经济与文化因素、心理压力、吸烟、有害饮酒、慢性炎症、疲劳、不良医疗行为、健康素养低和自我健康管理能力弱，以及有害健康的相关生物学因素（超重或肥胖、血压与空腹血糖升高、血脂异常等）的预防和管理研究等。

5. 慢病风险因素与慢病康复健康管理研究　包括以下两个方面：

（1）研究如何采用健康管理的方法和手段防控引起心血管系统疾病、糖尿病、慢性阻塞性肺疾病和恶性肿瘤等慢病主要的风险因素及引发疾病与损伤的关键环节。

（2）研究如何结合健康管理方法与路径，对已明确诊断或已患有的常见慢病进行早期康复干预和全程健康风险跟踪管理。如何成功地将中医"治未病"思想和"零级预防"与全生命周期健康管理理念运用于全人群慢病风险因素预防与所有慢病早期康复健康管理服务实践中去，研究构建新的慢病风险因素与慢病早期抗病健康管理科学体系是慢病风险因素与慢病康复健康管理研究中的关键环节。

6. 健康管理信息标准与健康大数据研究　包括以下两个方面：

（1）根据我国和WHO医疗卫生信息总体框架与标准，研制适合我国国情、满足我国健康服务业发展新常态与大健康产业发展需求、体现健康管理学科及相关产业发展内在规律的健康管理信息标准体系及标准。

（2）研究基于我国健康管理信息标准及医疗卫生信息标准体系框架下的健康管理大数据，涉及健康问卷的调查、健康体检与慢病早期筛查、评估与干预、健康跟踪及移动互联网医疗研究、健康大数据与健康监测可穿戴技术等。

7. 健康管理教育培训体系　包括研究健康管理学科体系，如临床医学、预防医学或公共卫生学、护理学和中医学等的健康管理专业体系；研究健康管理学历与研究生教育体系；研究健康管理职业与技能培训体系；研究健康管理服务机构岗位能力与继续教育培训体系；研究面向公众的健康教育与健康素养培训体系等。

8. 中医健康管理研究　包括中医健康管理理论研究与实践研究。中医健康管理创新理论研究涉及中医"治未病"健康管理概念的内涵、观念与理念、方法学与学科体系、模式与路径等。中医健康管理服务实践研究涉及中医健康管理服务体系与服务政策、服务链与服务业态、服务供给、服务支付、服务人员与机构等。

9. 特殊人群（儿童、老人、女性）健康管理研究　针对儿童、老年人和妇女的生理特点和健康问题，健康管理在理论研究和服务实践方面均应对此类人群予以充分的考虑并区别对待。儿童健康管理研究的重点是生长发育、心理行为、视听及其他感官功能、体质与肥胖、脊柱及骨骼、营养与运动等方面的健康管理问题；老年人健康管理研究的重点是如何延缓组织器官的衰老和心理认知功能的减退，防控健康或疾病风险因素累积增加，多种慢病或损伤的康复管理，孤独、跌倒与药物依赖等问题；妇女健康管理研究的重点则是生殖、围产期和更年期健康管理问题。

10. 职业健康与健康生产力管理研究　一方面要针对不同职业暴露和身心应急负荷特点，深入研究如何减少有害环境或职业暴露，减缓职业压力，预防职业损伤等；另一方面要针对我国当前经济发展新常态和供给侧改革引发的与企业员工健康管理需求，重点研究如何通过健康管理的科学方法、技术手段与服务模式解决企业面临的群体性健康问题，包括职业损伤与慢病风险、慢病康复管理两大问题，进而提高我国职业人群的健康水平和生产效率。

11. 健康管理服务与大健康产业新业态研究　健康管理服务与相关产业规模空前壮大，成为新的支柱产业。健康管理服务研究的重点是健康管理医学服务，涉及服务内涵和范畴、服务链与服务体系、服务标准与技术、服务包与服务供给等；大健康产业新业态研究的重点是大健康产业新业态范畴与属性、特点与优势、业态体系与供给链、支撑技术与发展路线图等。

思考题

1. 健康管理的概念是什么？
2. 简述健康管理的主要任务。

第二节　中医健康管理概述

健康管理在我国的兴起与快速发展，一方面是国际健康产业和健康管理行业迅猛发展的结果；另一方面也是中国改革开放 40 多年以来，伴随着社会经济持续发展，国民物质与精神生活不断改善与提高，健康物质文化与精神需求增加的结果。

在我国，健康管理的思想早已有之，只是未以系统理论出现，散在于一些古典医籍中，其中对后世影响最深的是两千多年前的《黄帝内经》中"治未病"思想。《素问·四气调神大论》："是故圣人不治已病治未病，不治已乱治未乱，此之谓也。夫病已成而后药之，乱已成而后治之，譬犹渴而穿井，斗而铸锥，不亦晚乎？"这里的"治"，并不单纯指医疗，还应有治理、管理、整理、研究等意思，与我们今天提到的健康管理的内涵相契合，这种"治未病"思想可谓中国古人对健康管理最精辟、最朴素的概括。

一、中医健康管理的概念与内涵

目前，我国的中医健康管理正处于探索阶段，但在研究中发现，传统的中医养生与引进的健康管理的服务理念和路径高度一致，同时传统养生与健康管理在理论、技术、方法、手段和服务模式上又各有所长，综合国内外专家的观点及中医健康管理专家近年来的研究成果，目前较为认可的中医健康管理概念是：运用中医学"治未病""整体观念""辨证论治"核心思想，结合现代健康管理学的理论方法，通过对未病、欲病、已病、病后人群进行中医的全面信息采集、监测、分析、评估，以维护个体和群体健康为目的，提供中医方面的健康咨询指导、中医健康教育，以及对健康危险因素进行中医干预。

中医健康管理的内涵为中医健康管理是在中医理论和现代健康管理学指导下的健康服务。中医健康管理的主体是经过系统中医学教育或培训，并取得相应资质的中医医务工作者。中医健康管理的客体是未病、欲病、已病、病后人群。中医特色干预方法如饮食、起居、运动、情志等综合调摄，通过食疗、药疗、针灸、推拿、导引等传统中医健康状态调理技术，达到增强体质，防患于未然或促进疾病的康复，防止疾病传变的目的。中医健康管理的重点是健康危险因素的干预和慢性非传染性疾病的管理。中医健康管理服务的两大支撑点是信息技术和保险服务。中医健康管理的公共理念是"未病先防，既病防变，病愈防复，跟踪服务不间断"。健康状态信息采集是基础，健康状态评估是手段，中医健康状态调理是关键，健康促进是目的。

二、中医健康管理形成的背景与学科发展需求

中医健康管理是一门新兴的学科和古老的专业。其新兴在于健康管理理念在国际上的出现不过 30 多年的时间，而在我国的兴起也仅 20 余年；称其为古老的专业，主要在于健康管理思想在我国古代医学文献中已有体现，如《黄帝内经》"治未病"理论已经蕴含着预防为主的健康管理思想，以及其中提到的重视饮食补益和健身防病，均对当前的健康管理学科具有指导意义。

（一）中医健康管理形成的背景

1. 国际背景　健康管理在中国的迅速兴起与快速发展是中西方医学文化思想交流的结果。健康管理理念和实践最初出现在美国，随着人类对健康的希望和医疗市场的需求应运而生。

2. 国内背景

（1）社会背景　健康管理在我国的兴起与发展，一方面得益于改革开放 40 多年来，我国社会经济高速发展，国民生活水平显著提高，多层次、多样化的健康需求迅猛增长，国家卫生事业与健康服务产业迅速发展的大背景。第二方面，表现在强大的社会需求上：一是人口平均期望寿命延长，人口老龄化进程加快，而老年人口是患病率较高的人群。二是慢性非传染性疾病发病率快速上升，在过去 10 年间，平均每年新增近 1000 万例慢性病病例，恶性肿瘤、脑血管病、心脏病 3 种疾病死亡人数占我国因疾病死亡前 10 位总人数的 70% 以上。三是医疗费用和个人支付比例的增高，老百姓经济负担沉重，因病致贫、因贫返病。四是群众意识已从有病治病转变为预防与治疗并重，甚至预防为主。五是我国工业化、城镇化、农业现代化、经济全球化进程加快，环境污染日益严重，公共事件的多发和不良生活方式的泛滥等健康问题都对健康服务提出了新的挑战。目前，我国城乡居民对健康需求的不断提升，呈现多层次、多元化的特点，进一步加剧了卫生资源供给不足与卫生需求日益增长之间的矛盾。在这种形势下，传统的中医药学在应对人口老龄化和慢性病问题方面具有突出优势，然而古老的中医养生技术与高速发展的现代社会又存在许多不协调之处，要解决这些矛盾迫切需要传统理论、技术与现代理念、技术的融合，中医健康管理正好应运而生。第三方面，国家政策的支持也为中医健康管理专业的形成起到了很好的促进作用。2013 年 10 月国务院印发了《关于促进健康服务业发展的若干意见》，指出要强化科技支撑，拓展服务范围，鼓励发展新型业态，提升健康服务规范化、专业化水平，建立符合国情、可持续发展的健康服务业体制机制。十八大报告中要求医疗卫生总体实现基本公共服务均等化，以最大限度满足人民群众日益增长的基本公共服务需求。《中华人民共和国国民经济和社会发展第十二个五年规划纲要》和《中共中央 国务院关于深化医药卫生体制改革的意见（中发〔2009〕6 号）》提出要充分发挥中医药在疾病预防控制和医疗服务中的作用，积极推广中医适宜技术，加强中药资源保护、研究开发和合理利用。中共中央一系列文件为中医药理论与现代健康管理理念的融合发展指明了方向，指导、监督中医健康管理行业的良性发展。

（2）专业背景　中医药学具有十分丰富的健康促进与健康维护知识积累，千百年来为中华民族的繁衍生息提供了基本的医学保障，但我国对健康管理的理论研究及技术应用起步较晚，管理的重心大多放在控制疾病危险因素上，与真正意义上的健康管理还有一定差距。中医学

以"天人合一"的整体观、因时因地因人制宜的动态辨证观、中医"治未病"思想作为基石以维护人类的健康。中医"治未病"包含中医养生学、中医体质学等理论，它强调人们平素应该注重保养身体，培养正气，并根据体质偏颇，结合传统中医疗法，以祛除病邪，扶助正气，使人体气血冲和，经络通畅，阴阳平衡，提高机体抵御病邪的能力。在中医"治未病"原则指导下，对于各种疾病的预防，尤其对亚健康防治有着积极意义，逐渐为人们所公认和接受。同时，中医学的辨证论治思维则能客观描述和评估健康状态的变化过程，而不局限于现代医学对疾病危险因素的评估。因此，中医在整体上对个人的健康状态进行衡量，是真正意义上的个体化健康管理，将"治未病"内容与健康管理的各流程相结合，是具有中国特色的健康管理。

（二）中医健康管理学形成的学科发展需求

中医健康管理学的形成是我国现阶段社会经济发展需求的必然结果。

1. 国家实施"健康中国 2030"战略对健康管理学的明确要求 健康中国上升为国家战略，其主要内涵包括"健康环境""健康人民"和"健康覆盖"。目前健康中国建设面临的形势非常严峻：一是雾霾和水污染及烟草暴露问题十分突出，构成了对"健康环境"目标实现的巨大挑战；二是 2015 年，80 亿的门诊就诊人数和 2 亿的住院患者，对"健康人民"目标造成严峻考验；三是健康管理与促进服务覆盖率低，慢病预防与康复供给明显不足，对"健康覆盖"目标形成明显的"木桶短板"。因此健康管理学的形成与发展一方面要从宏观层面体现"健康中国 2030"战略目标要求；另一方面要主动研究和解决"健康环境""健康人民"和"健康覆盖"面临的健康管理理论及实践问题，使健康管理学真正成为服务健康中国建设、服务国民健康福祉、服务医学科技发展与进步的重要学术正能量。

2. 产业结构调整和发展健康服务业对健康管理学的需求牵引 伴随着我国产业结构调整和供给侧改革的深入推进，以现代服务业为代表的第三产业已经超过第一产业农业和第二产业工业，成为我国国民经济的第一大产业。而现代服务业中，医疗健康服务又成为拉动新经济增长的龙头。在供给侧改革方面，医疗健康领域的供给侧改革问题也十分突出和紧迫，主要表现为：以医疗、医药和医院为主导，以病伤、病人、病床为中心的生物医学传统概念根深蒂固；现代医学模式，即"生物 - 社会 - 心理 - 环境 - 工程"医学模式与慢病预防、早期康复和全生命周期健康管理的观念长期得不到落实；健康服务体系中，临床医疗"一枝独大"、健康管理与商业健康保险弱小的局面难以在较短时间内改变；医疗健康服务供给机构与人力资源保障方面结构性矛盾突出，绝大多数健康服务机构提供的仅仅是医疗或医药服务，专门从事健康管理和慢病早期康复的专业人员明显不足。因此，必须加快健康管理学科建设和人才培养，从理论与实践的结合上创新、研究、探索医疗健康领域的健康管理供给侧问题。

三、中医健康管理服务体系的基本框架

中医药在几千年的实践中，以其显著的疗效、浓郁的民族特色、独特的诊疗手法、系统的理论体系，为中华民族的繁衍生息乃至人类的健康事业都做出了重要的贡献。《中医药健康服务发展规划（2015—2020 年）》提倡开展中医特色健康管理。中医健康管理将中医药的独特优势与现代健康管理理念相结合，以慢性病管理为重点，以"治未病"理念为核心，探索融健康文化、健康管理、健康保险为一体的中医健康保障模式，以实现"未病先防，既病早治，已病防变，愈后防复"的目标，达到祛病健身的目的。

（一）中医健康管理服务体系的基本框架构建原则

1. 以人为中心，中西并重，各司其职　中医药学从宏观角度看问题，将人看作一个有机的整体，机体的各部分相互影响。西医药学则从微观看问题，从组织结构分析机体。宏观统率微观，微观能说明和解释宏观。健康管理要维护健康，既要重视病中和病后治疗，更要重视病前防范；既要重视生理病变，更要重视心理病变；既要重视人生的病，更要重视生病的人。因此，中医健康管理服务体系的构建，要以人为中心，整合各流派医学之长，整合各学科专家之长，为人类健康服务。人作为一个有机整体，许多疾病的发生是多因素作用的结果，从启动到形成需要一定的时间，针对不同发展阶段采用中西医学优势进行综合调治，例如肥胖症的治疗，需要内分泌、营养、运动甚至外科专家的共同参与。

2. 注重管理过程，客观评价管理效果　健康管理的过程，是一个临床实践的过程，应从建立健康档案开始。健康档案类似病案，但病案主要记录住院期间的病情变化、用药情况等，而健康档案更翔实，自建档开始，将个人信息、中医体检、西医体检、健康状况分析、专家咨询、会诊记录、用药情况、症状变化、跟踪服务，再体检、再评估、再干预等做详细记录，包括院内、院外，是一个连贯的管理服务过程。通过健康信息数据管理与统计系统进行管理效果评价，以期找到最佳的干预手段，达到最佳的管理效果，将中医健康管理内容通过信息系统有机融合到现代健康管理体系之中。

3. 依托现代信息技术手段，推进健康管理平台建设　健康管理服务与其他服务最明显的区别是，它对现代信息通信技术的依赖度极高，甚至可以说若无现代信息通信技术作为基础就无法实现市场化、规模化的健康管理。健康管理信息平台可以采取多种渠道，充分调动市场优势技术资源，采取广泛合作共建形式，由政府部门进行统筹监管。建立起运行有效的健康管理信息资源平台，搭建政府、医疗机构、社区、健康管理公司、个人等可相互查阅、联系的桥梁是十分必要的。

4. 健康管理实践中要合理应用循证医学　为了保证健康管理的有效性，一定要寻找当下最好的干预手段，这就需要借助循证医学研究成果。循证医学可较快地获取信度高的成功或失败疗法的证据。健康管理医学实践中，不但是使用证据的过程，更是创造证据的过程。要积极发展，形成中国自己的科学证据。体检作为健康管理的一部分，更是健康的信息库，依此，才能生成中国自己的预警、预测、预报模型。中医中药在健康干预方面有丰富的方法和手段，也有许多科学性强的文章发表，可以从中找到有效干预措施，为临床提供参考。

5. 联合"治未病"工程，巩固和扩大健康管理工作成效　"治未病"工程的开展给中医健康管理带来了新局面，对实践中医"治未病"健康理念有着十分重要的作用。国家和各省市地区相结合，开展中西结合、形式多样的预防保健活动，能有效巩固、发展和扩大健康管理的工作成效，促进中医健康管理服务体系的构建和完善，进一步提升我国健康管理的综合能力。

（二）中医健康管理服务体系的基本框架

中医健康管理服务体系基本框架包括信息采集和中医健康状态辨识、中医健康风险分析与评估、中医药特色疗法综合干预。

1. 信息采集和中医体质辨识　信息采集和中医体质辨识是构建体系的基础。信息采集包括3个部分：个人基本信息和一般情况、中医健康体检、西医健康体检（理化检查）。其中，中医健康体检是指在中医理论指导下，结合传统的望、闻、问、切四诊，确定被检者的体质、脏腑、经络、气血的健康状态，整体评估当前的功能状态。西医健康体检（理化检查）是目前健康体检的主体。目前功能医学检测在健康体检中的应用也十分必要。中医体检也是功能状态检查，但中医的宏观性和规模性不容易被人理解，如果能与西医体检、功能医学检测相结合，采用多学科方法，从不同层次分析健康状态构成要素，才能够实现真正意义上的健康体检。

中医健康状态辨识学说早在《黄帝内经》《伤寒论》等经典著作就有论述，历代医家有关体质学说的论述也散见于各书之中。体质学说认为，体质不仅可以决定能否发病和对某种致病风险因素的易感性，还可以决定疾病的程度，甚至可以决定疾病的预后。因此，对体质状况的观察、辨识、分型及调理，不仅有助于积极预防各种疾病的发生，而且还能指导辨证施治，具有广泛的价值。

2. 中医健康风险分析与评估　分析与评估是中医健康管理服务体系的重要环节。根据中医评估出来的体质类型、当前功能状态、易患疾病、西医评估出来的理化指标，以及个人基本信息和一般情况提供的信息，由专家进行健康综合评估。评估内容包括健康状态评估（健康、亚健康、亚临床、疾病状态）、疾病风险预测（某些疾病危险因素的增高与下降）、已患疾病、环境适应能力、心理指数、生存质量、生命周期中医诠释等。正确的评估是下一步干预的基础。根据综合评估结果，由专家对下一步干预给出方案，进行人员分流。健康人群采用辨体施养方案（零级预防方案）；亚健康、亚临床人群采用亚健康状态调理方案（一级、二级预防），积极改善偏颇体质，增强自身抵抗力，阻止相关疾病的发生，将疾病消除在萌芽状态。已病人群可以安排门诊治疗、专家会诊或住院治疗（三级预防）。

3. 中医药特色疗法综合干预　综合干预是中医健康管理服务体系的核心内容。开设健康调养咨询门诊，对亚健康、亚临床人群运用中医辨证论治，因人、因病、因体质个性化处方用药。规范应用中药、中成药、药茶、药酒、药膳等，综合使用饮食调养、针刺、灸法、拔罐、推拿、穴位敷贴、足疗、药浴、熏洗（蒸）、药膳、刮痧、音疗、起居保养、四季养生、精神调摄、经络调理等技术。重点有 5 类人群：0 ～ 6 岁儿童、孕产妇、老年人、高血压和 2 型糖尿病慢性病患者。规范的体检加完善的检后服务，就是全方位的健康管理。综合干预是中医健康管理服务体系最核心的内容，是维护健康的必要手段。

四、中医健康管理服务内容

2011 年 9 月，国家中医药管理局发布了《基本公共卫生服务中医健康管理技术规范》，内容包括 0 ～ 6 岁儿童中医健康管理、孕产妇中医健康管理、老年人中医健康管理、高血压患者中医健康管理、2 型糖尿病中医健康管理等内容。2013 年 9 月，国家中医药管理局发布了《中医药健康管理服务技术规范》，包括老年人中医药健康管理服务技术规范和 0 ～ 36 个月儿童中医药健康管理服务技术规范。

（一）0 ～ 36 个月儿童中医健康管理

小儿具有生机旺盛而又稚嫩柔软的生理特点，一方面生机蓬勃，发育旺盛；另一方面脏腑娇嫩，形气未充。其"发病容易，传变迅速"而又"脏气清灵，易趋康复"。0 ～ 36 个月儿童中医药健康管理服务主要是针对小儿的生理病理特点和主要健康问题，通过对家长开展中医饮食起居指导、传授中医穴位按揉方法，改善儿童健康状况，促进儿童生长发育。

0 ～ 36 个月儿童服务内容包括以下 3 点：

1.饮食指导 养成良好的哺乳习惯，尽量延长夜间喂奶的间隔时间；养成良好饮食习惯，避免偏食，节制零食，按时进食，提倡"三分饥"，防止乳食无度；食物宜细、软、烂、碎，而且应品种多样；严格控制冷饮，寒凉食物要适度。

2.起居调摄 保证充足睡眠时间，逐步养成夜间睡眠、白天活动的作息习惯；养成良好的小便习惯，适时把尿；培养每日定时大便的习惯；衣着要宽松，不可紧束而妨碍气血流通，影响骨骼生长发育；春季注意保暖，正确理解"春捂"；夏季纳凉要适度，避免直吹电风扇，空调温度不宜过低；秋季避免保暖过度，提倡"三分寒"，正确理解"秋冻"；冬季室内不宜过度密闭保暖，应适当通风，保持空气新鲜；经常到户外活动，多见风日，以增强体质。

3.推拿方法 加摩腹，捏脊。按揉足三里穴、迎香穴、四神聪穴等穴位。

（二）老年人中医健康管理

随着老年人机体生理功能衰退，阴阳气血、津液代谢和情志活动的变化，老年性疾病逐渐增多，平和体质相对较少，而偏颇体质较多。因此，老年人中医药健康管理服务可根据老年人的体质特点，从情志调摄、饮食调养、起居调摄、运动保健和穴位保健等方面进行相应的中医药保健指导。

对65岁以上居民，在其知情同意的情况下开展老年人中医药健康管理服务，主要内容包括中医体质信息采集、中医体质辨识、中医药保健指导。

1.中医体质信息采集 按照老年人中医药健康管理服务记录前33项问题，逐项询问居民近一年的体验、感觉，查看舌苔和舌下静脉及皮肤情况等。

2.中医体质辨识 按照体质判定标准表计算出该居民的具体得分，将得分填写在老年人中医药健康管理服务记录表体质辨识栏内。根据得分，判断该居民的体质类型，并将体质辨识结果及时告知居民。

3.中医药保健指导 针对老年人不同体质特点，从情志调摄、饮食调养、起居调摄、运动保健、穴位保健等方面进行中医药保健指导。具体参照2013年国家中医药管理局《中医药健康管理服务技术规范》中各体质调养方案。

（三）孕产妇中医健康管理

1.孕妇中医健康管理 中医学认为，女性妊娠期间脏腑、经络的阴血下注冲任，以养胎元。因此整个机体出现"血感不足，气易偏盛"的特点，而有"产前一盆火"之说。妊娠初期，由于血聚于下，冲脉气盛，肝气上逆，胃气不降，则出现饮食偏嗜、恶心作呕、晨起头晕等现象，一般不严重，经过20～40天，症状多能自然缓解或消失。另外，妊娠早期，孕妇可自觉乳房胀大。妊娠3个月后，白带稍增多，乳头乳晕颜色加深。妊娠4～5个月，孕妇可自觉胎动，胎体逐渐增大，小腹部逐渐膨隆。妊娠6个月后，胎儿渐大，阻滞气机，水道不利，常可出现轻度肿胀。妊娠末期，由于胎儿先露部压迫膀胱与直肠，可见小便频数、大便秘结等现象。

（1）日常保健 ①端正言行：孕妇要端心正坐，清虚和一，坐无邪席，立无偏倚，行无邪径，目不斜视，耳不邪听，口无邪言，心无邪念，以修身养性。②调养饮食：根据妊娠不同时期所需营养，以逐月养胎。多食酸则伤肝，多食苦则伤心，多食甘则伤脾，多食辛则伤肺，多食咸则伤肾，故孕妇宜均衡饮食，少食辛酸、煎炒、肥甘、生冷。③调畅情志：孕妇应保持心情舒畅，稳定情绪，避免精神紧张，影响胎儿发育。④起居有常：在生活起居方面，孕妇应顺应四时气候变化，随其时序而适其寒温，避免环境、天气等造成的损伤。提倡静养，勿劳。慎起居，适度活动，以促进孕妇体内胎儿发育，减轻孕妇分娩时的难度和痛苦。另外妊娠早期及7个月以后，应谨戒房事，以免损伤冲任、胞脉，而引起胎动不安或堕胎、小产或病邪内侵。孕期劳逸适度，行动往来，使气血调和，百脉流畅，有利于胎儿生长发育和分娩。勿登高，勿临深，勿越险，勿负重。⑤谨慎用药：凡峻下、滑利、祛瘀、破血、耗气及一切有毒药品，都应慎用或禁用。有疾患必须选用时，应在专业医师指导下应用。⑥分期保健要点：早期养胎气。不宜服食药物，重要的是调心。饮食方面要注意饥饱适中，食物要清淡，饮食要精熟，宜清补而不宜温补，否则导致胎热、胎动，容易流产。中期助胎气。孕妇要调养身心以助胎气，动作轻柔，心平气和，太劳则气衰，太逸会气滞，多晒太阳少受寒。饮食方面要注意美味及多样化，营养丰富，但不能太饱，要多吃水果以通便。此期阴血常不足，易生内热，宜养阴补血。后期利生产。后期，多数孕妇会脾气虚，不能制水而出现水肿，及阴虚血热，胎热不安，出现早产。此期孕妇衣着要宽松，不能坐浴，要行走摇身，心静，不可大怒。

（2）异常情况的中医保健　①妊娠呕吐：妊娠早期，出现头晕、乏力、食欲不振、喜酸食物或厌恶油腻、恶心、晨起呕吐等一系列反应，属于早孕反应，可以通过含服少量鲜姜片、乌梅、陈皮等缓解或减轻，亦可用连苏饮啜饮频服，若服中药即吐者，可以热汤药熏鼻以止呕；饮食宜清淡易消化，忌肥甘厚味及辛辣之品。鼓励进食，少食多餐，可适当选用麦冬洋参茶、蔗姜饮等食疗。严重者应及时就诊。②妊娠血虚：中医认为，妊娠后血聚于下以养胎，故孕妇"血常不足，气易偏盛"。临床常见面色淡黄，或少华。适时适当增加营养，注意休息，也可选用阿胶粥、山药山萸粥等食疗。严重者及时就诊。③妊娠便秘：妊娠妇女易出现便秘，久之易诱发痔疮或使原有痔疮加重，如便秘严重，导致排便时腹压增大，容易导致胎动不安。妊娠便秘以预防为主，如平素多食富含粗纤维的蔬菜，可多食香蕉、蜂蜜等促进排便的食物。保持适当运动，养成定时排便的良好习惯。④胎动不安：妊娠期妇女若出现小腹不适或隐痛，伴腰酸，或阴道极少量出血，可能为胎动不安先兆，应及早就诊。

2. 产妇中医健康管理

（1）产妇的生理特点　①阴血骤虚，元气耗损，百脉空虚。中医有"产后一盆冰"之说。容易出现虚热、怕冷、怕风、多汗、微热等现象，若失于调养，容易罹患"产后病"（中医称"月子病"）。②易发生瘀血阻滞现象。"十月怀胎，一朝分娩。"分娩后元气亏虚，运血无力，气虚血滞，易出现产后腹痛、恶露不绝等症状。③泌乳育儿。④子宫缩痛，排出恶露。

（2）产后病理特点　产后病证种种，总以"虚""瘀"居多。无论何种病机，其发病因素不外乎产后生理变化、素体禀赋不足，以及产后摄生失慎。其中前者是必然因素，若这种异常变化超过生理常态，则可发生疾病。

（3）产妇日常保健　重视"三审"，防病于未然。①审少腹痛与不痛，辨恶露有无停滞。若腹痛拒按，下腹有块为瘀阻；无腹痛或腹痛喜按为血虚。②审大便通与不通，验津液盛衰。大便干结，秘涩不通为津液亏损；若大便通畅，为津液尚充。③审乳汁行与不行和饮食多寡，察胃气的强弱。乳汁量少、质清、乳房柔软不胀、纳谷不馨，属脾胃虚弱；乳汁充足，胃纳如常，为胃气健旺。

（4）产后养生须知　①寒温适度，起居有方。②饮食宜清淡，有营养，好消化。③保持心情舒畅，创造安和的育儿环境。④产后百日内，不宜交合。⑤谨慎用药与进补。⑥哺乳的产妇用药或进补要谨慎，以免给婴儿带来潜在的风险。

（四）慢病中医健康管理

中医药在慢性病预防、保健、治疗方面有着较大的优势，开展中医慢病健康管理，能对高血压、糖尿病、肿瘤等慢性病进行有效的防控，大大降低中老年人群慢性病发生率和发生意外的风险。中医药保健内容包括食疗、中药内服、运动、导引、传统外治疗法等，对慢性病起到未病先防、已病防变的作用（详细内容见第四章）。

思考题

1. 中医健康管理的概念是什么？
2. 中医健康管理服务体系的基本框架是什么？
3. 中医健康管理的服务包括哪些内容？

第三节　健康管理师

《"健康中国 2030"规划纲要》指出：到 2030 年，促进全民健康的制度体系更加完善，健康领域发展更加协调，健康生活方式得到普及，健康服务质量和健康保障水平不断提高，健康产业繁荣发展，基本实现健康公平，主要健康指标进入高收入国家行列。到 2050 年，建成与社会主义现代化国家相适应的健康国家。健康管理师作为新兴职业，对于普及人们健康的生活方式，提高健康服务质量，繁荣健康产业，提升人们健康水平发挥其独特作用，推动着"健康中国 2030"目标的实现。

一、健康管理师职业标准介绍

根据《中华人民共和国劳动法》的有关规定，为了进一步完善国家职业标准体系，为职业教育和职业培训提供科学、规范的依据，卫生部同劳动和社会保障部在中华预防医学会健康风险评估与控制专业委员会协助下，委托有关专家，制定了《健康管理师国家职业标准（试行）》。《健康管理师国家职业标准（试行）》将健康管理师职业分为三个等级，包括职业概况、基本要求、工作要求和比重表四个方面的内容。其以客观反映现阶段本职业的水平和对从业人员的要求为目标，在充分考虑经济发展、科技进步和产业结构变化对本职业影响的基础上，对职业的活动范围、工作内容、能力要求和知识水平做了明确规定。

（一）健康管理师职业概况

1. 职业定义　健康管理师是从事健康的监测、分析、评估以及健康咨询、指导和健康干预等工作的专业人员。

2. 职业等级　健康管理师职业共设三个等级，分别为三级健康管理师（国家职业资格三级）、二级健康管理师（国家职业资格二级）、一级健康管理师（国家职业资格一级）。晋级培训期限：三级健康管理师不少于 180 标准学时；二级健康管理师不少于 130 标准学时；一级健康管理师不少于 110 标准学时。

（1）三级健康管理师（具备以下条件之一者）

①具有医药卫生专业大学专科以上毕业证书。

②非医药卫生专业大学专科以上毕业证书，连续从事健康管理专业工作 2 年以上，经助理健康管理师正规培训达规定标准学时数，并取得结业证书。

③具有中专以上医学相关专业学历，连续从事健康管理专业工作 3 年以上，经助理健康管理师正规培训达规定标准学时数，并取得结业证书。

（2）二级健康管理师（具备以下条件之一者）

①取得助理健康管理师职业资格证书后，连续从事健康管理工作 5 年以上。

②取得助理健康管理师职业资格证书后，连续从事健康管理工作 4 年以上，经健康管理师正规培训达规定标准学时数，并取得结业证书。

③具有医药卫生专业本科学历，取得助理健康管理师职业资格证书后，连续从事健康管理工作 4 年以上。

④具有医药卫生专业本科学历，取得助理健康管理师职业资格证书后，连续从事健康管理工作 3 年以上，经健康管理师正规培训达规定标准学时数，并取得结业证书。

⑤具有医药卫生专业中级或以上专业技术职业任职资格者，经健康管理师正规培训达规定标准学时数，并取得结业证书。

⑥具有医药卫生专业硕士研究生及以上学历，连续从事本职业工作 2 年以上。

（3）一级健康管理师（具备以下条件之一者）

①取得健康管理师职业资格证书后，连续从事健康管理工作 4 年以上。

②取得健康管理师职业资格证书后，连续从事健康管理工作 3 年以上，经高级健康管理师正规培训达规定标准学时数，并取得结业证书。

③具有医药卫生专业本科学位，连续从事健康管理工作满 5 年，取得一定工作成果（含科研成果、奖励成果、论文著作），经高级健康管理师正规培训达规定标准学时数，并取得结业证书。

④具有医药卫生专业硕士学位以上者，连续从事健康管理工作 3 年以上，取得一定工作成果（含科研成果、奖励成果、论文著作），经高级健康管理师正规培训达规定标准学时数，并取得结业证书。

⑤医药卫生专业副高级职称以上者，经高级健康管理师正规培训达规定标准学时数，并取得结业证书。

⑥医药卫生专业本科生毕业 13 年以上，硕士研究生毕业 8 年以上，博士研究生毕业 5 年以上，连续从事健康管理工作 5 年以上。

3. 鉴定方式　分为理论知识考试和专业能力考核。理论知识考试和专业能力考核均采用闭卷考试方式。理论知识考试和专业能力考核合格者通过鉴定，取得证书。健康管理师和高级健康管理师还须通过综合评审。理论知识考试时间不超过 120 分钟；专业能力考核时间不少于 30 分钟；综合评审时间不少于 15 分钟。

（二）健康管理师基本要求

1. 健康管理师除了具备高尚的职业道德外，还应该遵守以下职业守则

（1）健康管理师不得在性别、年龄、职业、民族、国籍、宗教信仰、价值观等方面歧视个体或群体。

（2）健康管理师首先应该让个体或群体了解健康管理工作的性质、特点及个体或群体自身的权利和义务。

（3）健康管理师在对个体或群体进行健康管理工作时，应与个体或群体对工作的重点进行讨论并达成一致意见，必要时（如采用某些干预措施时）应与个体或群体签订书面协议。

（4）健康管理师应始终严格遵守保密原则，具体措施如下：①健康管理师有责任向个人或群体说明健康管理工作的相关保密原则，以及应用这一原则时的限度。②在健康管理工作中，一旦发现个人或群体有危害自身或他人的情况，必须采取必要的措施，防止意外事件发生（必要时应通知有关部门或家属），应将有关保密的信息暴露限制在最低范围之内。③健康管理工作中的有关信息，包括个案记录、检查资料、信件、录音、录像和其他资料，均属专业信息，应在严格保密的情况下进行保存，不得泄露。④健康管理师只有在个体同意的情况下才能对工作或危险因素干预过程进行录音、录像。在因专业需要进行案例讨论，或采用案例进行教学、科研、写作等工作时，应隐去可能会据此辨认出个体的有关信息。

2. 健康管理师还应具备的理论知识基础　掌握健康管理服务、健康风险评估、健康保障与保险等健康管理的基本知识；拥有临床医学、预防医学、中医学等医学基础知识，以及医学信息学基础、营养学和运动学、心理学、健康相关产品的安全与卫生、健康营销学、医学伦理学等其他相关知识，还应学习相关的法律、法规，熟悉与卫生相关的法律、法规条文。

（三）健康管理师工作要求

健康管理师主要从事的工作包括：采集和管理个人或群体的健康信息；评估个人或群体的健康和疾病危险性；进行个人或群体的健康咨询与指导；制订个人或群体的健康促进和非医疗性疾病管理计划；对个人或群体进行健康维护和非医疗性疾病管理；对个人或群体进行健康教育和推广；进行健康管理技术的研究与开发；进行健康管理技术应用的成效评估。但不同级别的健康管理师应满足不同的职业工作要求（包含相关知识要求和能力要求）：

1. 三级健康管理师　要求掌握健康监测、健康风险评估和分析、健康指导、健康干预中的17种相关专业知识，并具备21种职业能力。

2. 二级健康管理师　要求掌握健康监测、健康风险评估和分析、健康指导、健康干预、指导与培训中的49种相关专业知识，并具备48种职业能力。

3. 一级健康管理师　要求掌握健康监测、健康风险评估和分析、健康指导、健康干预、指导与培训、研究与开发中的69种相关专业知识，并具备79种职业能力。详细内容请参考《健康管理师国家职业标准（试行）》。

二、健康管理师鉴定现状

1. 前所未有的机遇

（1）健康管理专业人才缺乏。在美国最早出现了健康管理的思路和实践模式，其研究理论与实践有着30余年的历史。在我国，健康管理师职业是伴随着健康管理产业的发展而出现的，

NOTE

虽然兴起仅 20 余年的时间，但却受到了极大的关注。2013 年 10 月，国务院出台的《关于促进健康服务业发展的若干意见》中明确指出，健康服务产业即将成为推动我国经济转型升级的重要目标，到 2020 年，总规模将达到 8 万亿元以上。未来 5～10 年，大约需要 1000 万健康服务产业人才，而专业健康管理师的需求将超过 200 万人。健康管理师证书是用人单位对持证人任用、聘用以及能力考核的重要标准，要加大人才培养和职业培训力度，鼓励社会资本举办职业院校，规范并加快培养健康管理师、营养师等从业人员。

（2）健康管理就业前景广阔。2013 年哈尔滨市南岗区 10 余万老年人免费接受中医药健康管理，健康管理师为居民量身定做了一套个性化的养生运动、饮食、起居、进补、药物等调养方案以及临床诊治方案，健康管理师的出现提升了社区卫生服务内涵，目前，哈尔滨市已将健康管理服务纳入基本公共卫生服务范围。健康管理师不但能在社区管理中发挥特长，还能在各级医院、妇幼保健院、疾病预防控制中心、社区卫生服务中心、体检中心工作，服务于企业、学校及事业单位卫生医疗机构、老年人服务机构、健康教育有关机构、健康类产品公司和其他保健品公司、健康管理公司、健康咨询中心、康体中心、养生中心等，还能担任私人健康顾问、私人保健医生、私人健康管理师等。健康管理师市场需求大，就业前景广阔。

（3）健康保险行业初具规模。在我国有多家较为专业的健康保险公司推出了健康管理服务，并有健康管理师提供专业的健康规划设计服务。中国人寿保险公司建立与医院、社区密切合作的健康管理模式，在昆明市江岸社区服务中心、上海曲阳街道医院作为试点进行尝试。昆仑健康保险公司与浙江省中医院、广东省中医院等多家医院合作创立了"治未病中心"，以中医为特色搭建了"治未病"模式的医疗服务网络和预防保健网络。对于进一步贯彻"保基本、强基层、建机制"医改方针、落实"健康中国 2030"战略目标具有重要意义。

2. 前所未有的挑战

（1）诸多因素威胁人类健康。21 世纪，中国正处于经济快速发展的时期，一方面人们的生活水平不断提高，饮食不均衡，胆固醇、脂肪等摄入逐渐增多，另一方面社会竞争激烈，人们的身心压力不断增大，加之环境污染等诸多因素，心脑血管疾病发病率高，恶性肿瘤等疾病严重威胁着人们的生命健康。再者我国目前已经进入人口老龄化社会，各种疾病严重地消耗着国家的医药资源，人们的生命状态也总是介于健康、亚健康、疾病不断变化的动态过程。在这个过程中，健康危险因素无处不在，健康管理是对个人及人群的健康危险因素进行全面管理的过程，主要调动个人及群体的主动性，有效地利用有限的资源来达到最大的健康效果。健康管理通过采集个体健康信息、评估健康风险和健康干预等措施，对人的生命状态进行动态的、连续的、系统的监控与干预，从而维护健康、促进健康，减少医疗费用的支出。

（2）健康管理是一门综合性的学科，国家对健康管理师这一职业所必备的知识和技能有诸多要求。健康管理师除了要掌握健康管理的基本知识，拥有临床医学、预防医学、中医学等医学基础知识以及医学信息学、营养学和运动学、医学伦理学等相关知识，还应学习相关的法律、法规，熟悉与卫生相关的法律、法规条文。即使助理健康管理师也要求掌握健康监测、健康风险评估和分析、健康指导、健康干预中的 17 种相关专业知识，并具备 21 种职业能力，获得从业资格和执业资格后，才能提供健康管理服务。

（3）健康管理师从事的工作必须行之有效。健康管理师职业是从事个体或群体健康监测、分析、评估以及健康咨询、指导和健康危险因素干预等工作的专业人员。通过健康管理师的干预要能切实提高人们的健康水平。

3. "健康中国 2030"促进健康产业的蓬勃发展　《"健康中国 2030"规划纲要》指出：到 2030 年，促进全民健康的制度体系更加完善，健康领域发展更加协调，健康生活方式得到普及，健康服务质量和健康保障水平不断提高，健康产业繁荣发展，基本实现健康公平，主要健康指标进入高收入国家行列。到 2050 年，建成与社会主义现代化国家相适应的健康国家。到 2030 年具体实现以下目标：

（1）人民健康水平持续提升。人民身体素质明显增强，2030 年人均预期寿命达到 79 岁，人均健康预期寿命显著提高。

（2）主要健康危险因素得到有效控制。全民健康素养大幅提高，健康生活方式得到全面普及，有利于健康的生产生活环境基本形成，食品药品安全得到有效保障，消除一批重大疾病危害。

（3）健康服务能力大幅提升。优质高效的整合型医疗卫生服务体系和完善的全民健身公共服务体系全面建立，健康保障体系进一步完善，健康科技创新整体实力位居世界前列，健康服务质量和水平明显提高。

（4）健康产业规模显著扩大。建立起体系完整、结构优化的健康产业体系，形成一批具有较强创新能力和国际竞争力的大型企业，成为国民经济支柱性产业。

（5）促进健康的制度体系更加完善。有利于健康的政策法律法规体系进一步健全，健康领域治理体系和治理能力基本实现现代化。

思考题

1. 健康管理师的职业定义是什么？包含哪些职业等级？
2. 健康管理师主要从事哪些方面的工作？

NOTE

第二章 中医健康管理的"治未病"思想

第一节 "治未病"的中医学基础理论与特点

一、"治未病"的中医学基础理论

"治未病"的中医学基础理论包括阴阳五行学说、藏象学说、气血津液学说及经络学说等，是"治未病"健康辨识评估、人群状态分类、健康干预调养、健康管理等的理论基础。

（一）阴阳五行学说

1. 阴阳学说 阴阳，是我国古代哲学研究的重要内容，是对相互关联的事物和现象对立双方属性的概括。一般来讲，凡是运动的、外向的、上升的、温热的、明亮的、无形的、兴奋的、功能的属阳；凡是静止的、内向的、下降的、寒冷的、晦暗的、有形的、抑制的、物质的属阴（表2-1）。这种阴阳属性是相对的，一方面表现为通过比较而分阴阳，另一方面表现为阴阳中复有阴阳。

表 2-1 事物阴阳属性归类表

属性	空间					时间	季节	温度	湿度	重量	性状	亮度	事物运动状态			
阳	上	外	左	南	天	昼	春夏	温热	干燥	轻	清	明亮	上升	运动	兴奋	亢进
阴	下	内	右	北	地	夜	秋冬	寒凉	湿润	重	浊	晦暗	下降	静止	抑制	衰退

阴阳学说的核心是阐述阴阳之间的相互关系及运动规律，以认识自然界万物的生长、发展和变化的内在机制及规律。其主要内容包括阴阳交感、阴阳对立制约、阴阳互根互用、阴阳消长平衡、阴阳转化等。

阴阳交感指阴阳二气在运动中相互感应而交合的过程。自然界、万物、人类的产生及运动变化依赖于阴阳的相互交感。阴阳对立制约指阴阳属性都是对立的，在对立的基础上，还存在着制约的特性。疾病的实质就是致病因素和抗病因素相互制约、相互对抗的过程，邪盛则病进，正胜则邪退，邪正之间始终体现出阴阳的对立制约关系。阴阳互根互用指阴阳任何一方都不能脱离对方而单独存在，均以对方的存在作为自身存在的前提和条件，即阴依附于阳，阳依附于阴。同时，阴阳双方会互相促进和助长。阴阳消长平衡，阴和阳始终处于你强我弱，我强你弱，阴消阳长，阳消阴长或者你强我也强，你弱我也弱的运动变化之中。消长总是在一定范围内，事物才能保持相对的平衡，如果消长过度，平衡就会被破坏。阴阳转化指在一定条件下，阴阳可各自向其对立面转化，一般出现在事物变化的"物极"阶段。如果说阴阳消长是一个量变过程，则阴阳转化往往表现为量变基础上的质变。转化既可表现为渐变形式，又可表现为突变形式。

阴阳学说应用于"治未病"的各个方面，以指导养生保健与预防疾病。如说明人体的组织结构，上部为阳，下部为阴；体表为阳，体内为阴；背为阳，腹为阴；外侧为阳，内侧为阴；六腑为阳，五脏为阴；各个脏腑又有阴阳，如心有心阴心阳，胃有胃阴胃阳，肾有肾阴肾阳等。说明人体的生理功能，是阴阳保持对立统一关系的体现。没有脏腑器官（阴）就不能产生能量（阳气），没有能量的作用（阳气的鼓动），脏腑器官也不能活动。人体的病理变化、疾病的发生，是由于阴阳失去相对平衡，出现偏盛偏衰的结果。阳邪致病，是阳邪偏盛而伤阴，出现热证；阴邪致病，是阴邪偏盛而伤阳，出现寒证；阳气虚，则出现阳虚阴相对盛的虚寒证；阴液亏虚，则出现阴虚阳相对亢的虚热证。尽管疾病病理变化复杂多变，但均可以用"阴阳失调"来概括。

阴阳学说也可用于"治未病"健康辨识。正确辨识人体的健康状态，首先要分清阴阳，才能抓住健康状态的本质。"治未病"是中医医疗思想的最高境界。人体阴阳失调、气血不和或正气虚弱，外邪侵袭，均可致病。所以人们平素必须神清意静，饮食、起居有常；适当运动，以舒利关节，促进血行，使阴平阳秘，气血调和，虚邪贼风避之有时，身体自然康健。正如朱丹溪所说，"与其救疗于有病之后，不若摄养于无病之时"。

2. 五行学说 五行，即木、火、土、金、水五种物质属性及其运动变化。"木曰曲直，火曰炎上，土爱稼穑，金曰从革，水曰润下"概括了五行的特性。五行学说是以木、火、土、金、水五类物质属性及其运动规律来认识世界、解释世界和探求宇宙变化规律的世界观和方法论。五行学说以五行为中心，以空间结构的五个方位、时间结构的四时或五季、人体结构的五脏为基本框架，将自然界的各种事物和现象，以及人体的生理病理现象，进行五行属性归类（表2-2）。

表 2-2 事物属性的五行归类表

自然界							五行	人体						
五音	五味	五色	五化	五气	方位	季节		五脏	五腑	五官	形体	情志	五声	变动
角	酸	青	生	风	东	春	木	肝	胆	目	筋	怒	呼	握
徵	苦	赤	长	暑	南	夏	火	心	小肠	舌	脉	喜	笑	忧
宫	甘	黄	化	湿	中	长夏	土	脾	胃	口	肉	思	歌	哕
商	辛	白	收	燥	西	秋	金	肺	大肠	鼻	皮	悲	哭	咳
羽	咸	黑	藏	寒	北	冬	水	肾	膀胱	耳	骨	恐	呻	栗

五行学说并不是静止地、孤立地将事物归属于五行，而是以五行之间相生、相克的联系来探索和阐释事物之间相互联系、相互协调平衡的整体性和统一性。五行的生克制化，是在正常状态下五行系统所具有的自我调节机制。相生，是指一种事物对另一事物具有促进、助长和资生的作用；相克，是指一种事物对另一事物的生长和功能具有抑制和制约作用。五行学说认为相生和相克是自然界的正常现象。制化，制，克制；化，生化，指五行之间互相生化，又互相

NOTE

制约，生化中有制约，制约中有生化，二者相辅相成，才能维持其相对平衡和正常的协调关系。（图 2-1）

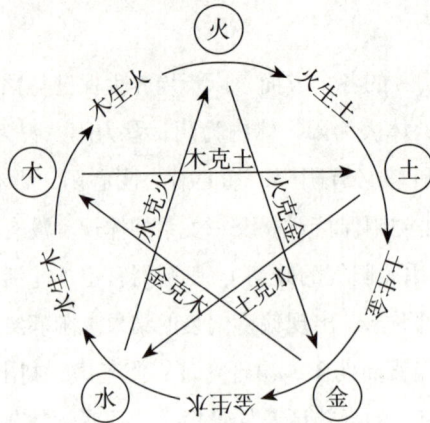

图 2-1   五行相生相克示意图

五行相生的次序是木生火，火生土，土生金，金生水，水生木。

五行相克的次序是木克土，土克水，水克火，火克金，金克木。

五行生克关系异常，主要用于阐释某些异常的气候变化和人体的病机变化。相生异常表现为母病及子和子病及母。如肾属水，肝属木，水能生木，故肾为母脏，肝为子脏，肾病及肝就是母病及子。相克关系异常的表现为相乘和相侮。乘，即以强凌弱的意思。相乘，是指五行中某"一行"对被克的"一行"克制太过，从而引起一系列的异常相克反应。侮，是指"反侮"。相侮，是指五行中的某"一行"过于强盛，对原来"克我"的"一行"进行反侮，所以反侮亦称反克（图 2-2）。相乘与相侮的主要区别：前者是按五行的相克次序发生过强的克制，而形成五行间的生克制化异常；后者是与五行相克次序发生相反方向的克制现象，而形成五行间的生克制化异常。两者之间的联系：在发生相乘时，也可同时发生相侮；发生相侮时，也可同时发生相乘。

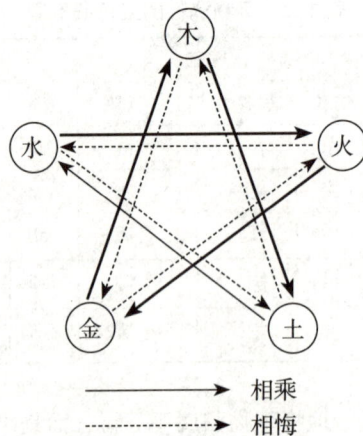

图 2-2   五行相乘相侮示意图

五行学说主要是以五行的特性来分析、研究机体脏腑、经络等组织器官的五行属性，以指导"治未病"健康状态辨识与人群分类，判断人们健康状况的发展变化趋势，对健康与疾病风险进行预判。

五行学说将人体的内脏、脏腑组织结构分别归属于五行，不仅阐明了五脏的功能特性，而且还运用五行生克制化理论来说明脏腑生理功能的内在联系。同时又将自然界的五方、五时、五气、五味、五色等与人体的五脏、六腑、五体、五官等联系起来，说明人体与外在环境之间相互联系的统一性。五脏之间的相互联系，是以它们之间生理功能上的相互影响、相互作用、相互配合来达到协调平衡。同时，五行学说认为本脏之病可以传至他脏，他脏之病也可以传至本脏。在疾病的情况下，由于受邪的性质不同、患者禀赋的强弱，以及各种疾病本身的发生发展规律的差异，所以认识疾病的五脏传变，应按照五行生克乘侮的规律，并从实际情况出发，才能真正把握住疾病的传变规律。

"治未病"理论通过五行生克乘侮关系，制定健康干预的原则、方法，以指导健康干预技术的选择、方案制定和宣教。如在干预时，除对所病本脏进行处理外，还应根据五行生克乘侮规律，调整各脏之间的相互关系。如有太过者泻之，不及者补之，以控制其传变，有利于恢复正常的功能活动。如肝系统状态发生偏颇，可通过生克乘侮规律影响到心、脾、肺、肾，又可由心、脾、肺、肾疾病影响肝而得病。若肝气太过，木旺必克土，此时应先健脾胃以防其传变，脾胃不伤，则病不传，易于痊愈。

根据相生规律确定的治疗原则是补母和泻子，即"虚者补其母，实者泻其子"（《难经·六十九难》）。所谓补母，主要用于母子关系的虚证，如肝阴不足者，不直接治肝，而补肾之虚。因为肾为肝母，肾水生肝木，所以补肾水以生肝木。所谓泻子，主要用于母子关系的实证。如肝火炽盛，有升无降，出现肝实证时，肝木是母，心火是子，采用泻心火以助泻肝火。而根据相生规律确定的治疗方法有滋水涵木法、火补土法、培土生金法、金水相生法。

根据相克规律确定治疗原则，一般是采取抑强扶弱的手段，并侧重在制其强盛，使弱者易于恢复。若一方虽强盛而尚未发生克伐太过现象时，必要时也可利用这一规律，预先加强被克者的力量，以防止病情的发展。抑强可用于相克太过，扶弱可用于相克不及。运用五行生克规律来治疗，必须分清主次，或者治母为主，兼顾其子；或者治子为主，兼顾其母。或是抑强为主，扶弱为辅；或是扶弱为主，抑强为辅。但是又要从矛盾双方的力量对比来考虑，以免顾此失彼。根据相克规律确定的治疗方法有抑木扶土法、培土制水法、佐金平木法、泻南补北法。

五行学说在治疗上不但适用于药物治疗，也指导着针灸疗法和情志疗法等。在针灸疗法上，手足十二经四肢末端的穴位分属五行，即井、荥、输、经、合五种穴位，分属于木、火、土、金、水，根据临床上不同的病情以五行生克乘侮规律进行选穴治疗。情志疗法主要用于精神情绪的波动和失衡。情志生于五脏，与五脏有密切关系，临床上可以用情志的相互制约关系达到治疗目的，如"怒伤肝，悲胜怒…… 喜伤心，恐胜喜……思伤脾，怒胜思……忧伤肺，喜胜忧……恐伤肾，思胜恐"（《素问·阴阳应象大论》）。悲为肺志，属金；怒为肝志，属木，金能克木，所以悲胜怒。恐为肾志，属水；喜为心志，属火，水能克火，所以恐胜喜。怒为肝志，属木；思为脾志，属土，木能克土，所以怒胜思。喜为心志，属火；忧为肺志，属金，火能克金，所以喜胜忧。思为脾志，属土；恐为肾志，属水，土能克水，所以思胜恐。

阴阳学说和五行学说，均是以阴阳、五行的各自属性及相互联系的法则为理论指导，以临床可见的各种生理、病理现象为客观指标，去分析、研究、探讨和阐释人体内在脏腑、经络等的生理功能和病理变化。阴阳学说着重以"一分为二"的观点来说明相对事物或一个事物的两个方面存在着相互对立制约、互根互用、消长平衡和转化的关系。五行学说着重以"五"为基数来阐释事物之间生克制化关系。中医"治未病"是在阴阳五行学说的指导下，辨识人体的健康状态、制定健康干预的原则和方法，从而指导人们养生保健和预防疾病。正如《伤寒杂病论》所云："夫治未病者，见肝之病，知肝传脾，当先实脾。"就是根据五行学说进行治未病的最经典应用之一。

(二) 藏象学说

藏，即藏于体内的脏器。象，是指内脏的生理、病理活动表露于外的征象。藏象学说建立在对脏腑的认识上，脏腑是人体内脏的总称。根据内脏的形态和生理功能的不同，把内脏分为五脏、六腑、奇恒之腑。藏象学说认为人体是一个有机的整体，五脏是生理活动的核心，配合六腑，联系组织官窍，维系生命活动中各种正常而协调的关系。

五脏是指心、肺、脾、肝、肾。五脏的生理功能是化生和储藏精气。心为神之居，血之主，脉之宗，在五行属火，起着主宰生命活动的作用。心主要功能是主血脉和主神志。心开窍于舌，其华在面，在志为喜，在液为汗，心与小肠相表里。肺为魄之处，气之主，在五行属金。主要生理功能是主气、司呼吸，主宣发肃降，通调水道，朝百脉而主治节，以辅佐心脏调节气血的运行。肺上通喉咙，外合皮毛，开窍于鼻，在志为忧，在液为涕，肺与大肠相表里。脾主要生理功能是主运化、升清和统摄血液。脾开窍于口，其华在唇，在五行属土，在志为思，在液为涎，主肌肉与四肢，脾和胃相表里。肝为魂之处，血之藏，筋之宗，主要生理功能是主疏泄和主藏血。肝开窍于目，在体合筋，其华在爪，在五行属木，在志为怒，在液为泪，肝与胆相表里。肾为"先天之本"，主要生理功能为藏精，主生长、发育、生殖和水液代谢。肾主骨生髓，外荣于发，开窍于耳和二阴，在五行属水，在志为恐与惊，在液为唾，肾与膀胱相表里。五脏之间各种生理功能活动相互依存，相互制约，相互协调平衡。

六腑是指胆、胃、小肠、大肠、膀胱、三焦。六腑的生理功能是受盛与传化水谷。胆，居六腑之首，又隶属于奇恒之腑。因为胆汁直接有助于食物的消化，故为六腑之一；但是胆本身并无传化食物的生理功能，且藏精汁，与胃、肠等腑有别，故又属奇恒之腑。胆的主要生理功能是储存和排泄胆汁。胃，又称胃脘，分上、中、下三部。胃的上部称上脘，包括贲门；胃的中部称中脘，即胃体的部位；胃的下部称下脘，包括幽门。胃的主要生理功能是受纳与腐熟水谷，胃以降为和。小肠，是一个相当长的管道器官，位于腹中，其上口在幽门处与胃之下口相接，其下口在阑门处与大肠之上口相连。小肠的主要生理功能是受盛、化物和泌别清浊。大肠亦居腹中，其上口在阑门处紧接小肠，其下端紧接肛门。大肠的主要生理功能是传化糟粕。膀胱位于小腹中央，为储尿的器官。膀胱的主要生理功能是储尿和排尿。三焦是上焦、中焦、下焦的合称，横膈以上的胸部，包括心、肺两脏和头面部，称作上焦；膈以下，脐以上的上腹部为中焦；胃以下的部位和脏器，如小肠、大肠、肾和膀胱等，均属于下焦。三焦的主要生理功能，一是通行元气，二为水液运行之道路。

奇恒之腑包括脑、髓、骨、脉、胆、女子胞。奇恒之腑其功能似脏，可储藏精气，而形态中空似腑，却不能传化水谷。

腑属阳为表，脏属阴为里，脏与腑之间通过经络构成表里关系。相表里的脏腑，生理上相互协调，病理上相互影响。藏象学说运用以表知里、司外揣内、取象比类等整体观察方法，指导临床依据人体外在的表"象"，分析研究内在的"藏"腑。藏象学说将东、西、南、北、中五方与五脏相比类，如东方属木，主升发，与肝气相通等。地域、气候、水土、饮食、居处以及生活方式等的不同，使人体脏腑强弱不同，体质各异，发病倾向也有一定区别。"治未病"最重要的是未病先防，预防疾病的依据是对人体健康状态的辨识，也就必须依赖于中医诊法。《素问·阴阳应象大论》指出："故善用针者，从阴引阳，从阳引阴，以右治左，以左治右，以我知彼，以表知里，以观过与不及之理，见微得过，用之不殆。善诊者，察色按脉，先别阴阳；审清浊，而知部分；视喘息，听音声，而知所苦；观权衡规矩，而知病所主；按尺寸，观浮沉滑涩，而知病所生。以治无过，以诊则不失矣。"所以藏象学说是"治未病"最重要的理论依据与指导原则。

（三）气血津液

1.气　气是构成人体和维持人体生命活动的最基本物质。人体的气是由父母的先天之精气、食物中的营养物质，即水谷之精气，简称"谷气"，和存在于自然界的清气，通过肺、脾胃和肾等脏器生理功能的综合作用而生成。气的生理功能包括推动作用、温煦作用、防御作用、固摄作用和气化作用。气的运动形式一般分为升、降、出、入四种。气的分类根据主要组成部分、分布部位和功能特点的不同，分为元气、宗气、营气、卫气。元气，又名"原气""真气"，是人体最基本、最重要的气，是人体生命活动的原动力。元气的组成以肾所藏的精气为主，通过三焦而流行于全身，具有推动人体生长和发育，温煦和激发各个脏腑、经络等组织器官的生理活动的功能。宗气，是积于胸中之气，以肺从自然界吸入的清气和脾胃从食物中运化而生成的水谷精气为其主要组成部分，主要功能是走息道以行呼吸，贯心脉以行气血。营气，是与血共行于脉中之气，又称"荣气"，由水谷精气中的精华部分所化生，主要生理功能有营养和化生血液。卫气，是运行于脉外之气，由水谷精气所化生而成。卫气与营气相对而言，卫气属于阳，为"卫阳"，营气属于阴，为"营阴"。卫气主要功能是护卫肌表，防御外邪入侵，温养脏腑、肌肉、皮毛等，调节控制腠理的开阖、汗液的排泄，以维持体温的相对恒定等。

2.血　血即血液，是行于脉中，循环流注于全身，具有营养和滋润作用的红色液态物质。血是由水谷精微和肾精在脾胃、心肺、肾等脏腑的共同作用下化生而成，具有营养和滋润全身的生理功能，是机体精神活动的主要物质基础。

3.津液　是机体一切正常水液的总称，包括各脏腑组织器官的内在体液及其正常的分泌物，如胃液、肠液和涕、泪等。津液是通过胃对饮食物的"游溢精气"和小肠的"分清别浊""上输于脾"而生成，通过脾的传输、肺的宣降和肾的蒸腾气化，以三焦为通道输布于全身。津液有滋润和濡养的生理功能。

气、血、津液的性状及其功能，均有其各自的特点，但是，这三者均是构成人体和维持人体生命活动的最基本物质，均离不开脾胃运化而生成的水谷精气。因此，无论在生理或病理情况下，气、血、津液之间均存在着极为密切的关系。气属于阳，能生血、行血、摄血；能生津、行津、摄津。同时，气在体内的存在，不仅依附于血，亦依附于津液。血和津液均属于阴，都是液态物质，也都有滋润和濡养的作用。"津血同源"，津液渗注于脉中，即成为血液的组成部分。气、血、津液皆属于"形"的范畴，《素问·上古天真论》说："故能形与神俱，而尽终其天年。"《素问·八正神明论》说："故养神者，必知形之肥瘦，荣卫血气之盛衰。血气者，人之神，不可不谨养。"《素问·六节藏象论》说："天食人以五气，地食人以五味。五气入鼻，藏于心肺，上使五色修明，音声能彰。五味入口，藏于肠胃，味有所藏，以养五气，气和而生，津液相成，神乃自生。"所以气、血、津液作为人健康长寿的物质基础，是"治未病"理论体系的重要组成部分。

（四）经络学说

经络是运行全身气血，联络脏腑肢节，沟通上下内外的通路，是经脉和络脉的总称。经脉是主干，络脉是分支。经脉和络脉相互衔接，遍布全身，将人体脏腑官窍、四肢百骸等连接成统一的有机整体，并通过经络之气调节全身各部的功能，运行气血，协调阴阳，从而使整个机体保持协调平衡。

经络系统是由经脉、络脉组成。经脉包括十二经脉、奇经八脉以及附属于十二经脉的十二经别、十二经筋、十二皮部；络脉包括十五络脉和浮络、孙络等（图2-3）。经络以十二经脉为主体，与十二经别、奇经八脉及其外连、内属的部分，共同组成一个完整的系统。

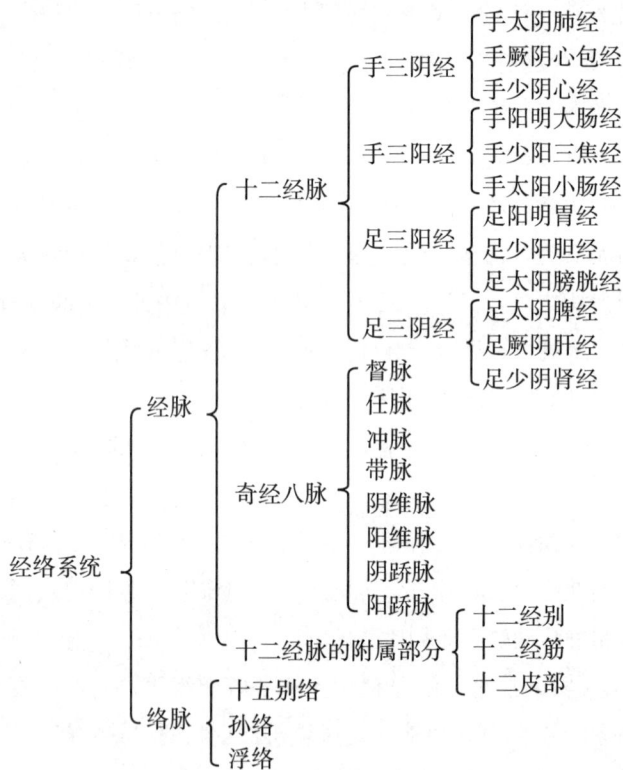

图 2-3　经络系统的组成

十二经脉的名称由手足、阴阳、脏腑三部分组成（表2-3）。十二经脉对称地分布于人体的两侧，分别循行于上肢或下肢的内侧或外侧，每一经脉分别属于一个脏或一个腑。手经行于上肢，足经行于下肢；阴经行于四肢内侧，属脏，阳经行于四肢外侧，属腑。阴经与阳经在四肢部有衔接；阳经与阳经（指同名经）在头面部相接；阴经与阴经在胸腹部交接（图2-4）。

表 2-3　十二经脉名称及分布表

阴经 （属脏络腑）		阳经 （属腑络脏）		分布部位 （阴经行内侧、阳经行外侧）	
手	太阴肺经	阳明大肠经	上肢	前缘
	厥阴心包经	少阳三焦经		中线
	少阴心经	太阳小肠经		后缘
足	太阴脾经	阳明胃经	下肢	前缘
	厥阴肝经	少阳胆经		中线
	少阴肾经	太阳膀胱经		后缘

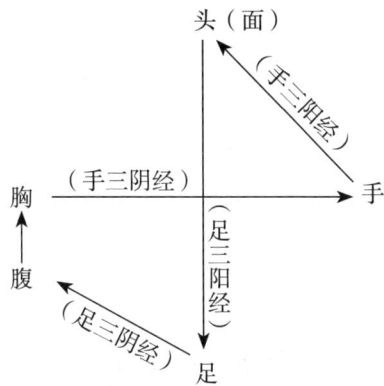

图 2-4　十二经脉走向交接规律示意图

　　十二经脉的阳经与阴经，通过经脉与脏腑的属络关系，以及经别和别络相互沟通作用，组成六对"表里相合"关系。手阳明大肠经与手太阴肺经为表里；手少阳三焦经与手厥阴心包经为表里；手太阳小肠经与手少阴心经为表里；足阳明胃经与足太阴脾经为表里；足少阳胆经与足厥阴肝经为表里；足太阳膀胱经与足少阴肾经为表里（表 2-4）。

表 2-4　十二经脉表里关系表

表	手阳明大肠经	手少阳三焦经	手太阳小肠经	足阳明胃经	足少阳胆经	足太阳膀胱经
里	手太阴肺经	手厥阴心包经	手少阴心经	足太阴脾经	足厥阴肝经	足少阴肾经

　　十二经脉分布在人体内外，经脉中的气血运行是循环贯注的，从手太阴肺经开始，依次传至足厥阴肝经，再传至手太阴肺经，形成"首尾相贯，如环无端"的十二经脉气血流注系统（图 2-5）。

手太阴肺经　—食指端→　手阳明大肠经
　　　　　　　　　　　　　　↓鼻翼旁
足太阴脾经　←足大趾端—　足阳明胃经
心中↓
手少阴心经　—小指端→　手太阳小肠经
　　　　　　　　　　　　　　↓目内眦
足少阴肾经　←足小趾端—　足太阳膀胱经
胸中↓
手厥阴心包经　—无名指端→　手少阳三焦经
　　　　　　　　　　　　　　↓目外眦
足厥阴胆经　←足大趾—　足少阴胆经

（左侧：胸中）

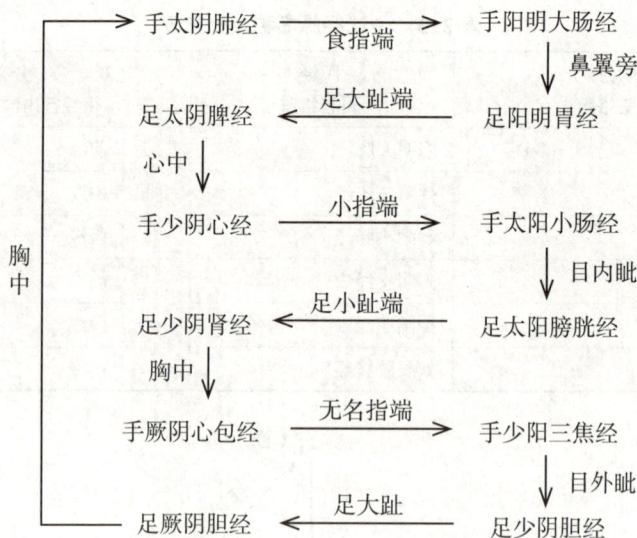

图 2-5　十二经脉气血流注次序

奇经八脉是督脉、任脉、冲脉、带脉、阴跷脉、阳跷脉、阴维脉、阳维脉的总称，交叉贯穿于十二经脉之间，有统率、联络和调节十二经脉的作用。十二经别的作用，主要是加强十二经脉中相为表里的两经之间的联系，能补正经之不足。经筋和皮部，是十二经脉与筋肉和体表的连属部分。络脉是经脉的分支，十五别络的主要功能是加强相为表里的两条经脉之间在体表的联系。浮络是循行于人体浅表部位而常浮现的络脉。孙络是从别络分出的最细小的络脉。

经络系统主要功能为沟通表里上下，联系脏腑器官；通行气血，濡养脏腑组织；感应传导，调节人体机能平衡，保证脏腑器官的正常活动和内环境的稳定。大量临床观察和实验结果证明，经穴和脏腑之间存在相对特异性联系，当脏腑功能改变，内环境稳定被破坏时，经穴可出现某些特征性反应。十二经病证是有一定规律可循的，掌握其规律和特点，可推求病变所在的经络及脏腑。《素问·调经论》说："夫心藏神，肺藏气，肝藏血，脾藏肉，肾藏志，而此成形。志意通，内连骨髓，而成身形五脏。五脏之道，皆出于经隧，以行血气，血气不和，百病乃变化而生，是故守经隧焉。"因此，临床上可运用经络学说进行健康风险评估及制定相应干预措施，从而达到预防疾病、保健养生的目的。

二、"治未病"的中医学基础理论的特点

（一）整体观念

整体观念是在中国古代朴素唯物主义和辩证法影响下形成的中医学独特的思想方法，即认为事物是一个整体，事物内部的各个部分是互相联系不可分割的，事物与事物之间也有密切的联系。体现在人们观察、分析和认识生命、健康和疾病等问题时，注重人体自身及人与环境、社会之间统一性与联系性。整体观念是中医治未病的根本立足点和出发点。

1.形神合一　是指形体与精神的结合与统一。认为人的精神活动与人的形体密不可分，互相依存，如《灵枢·天年》所说："血气已和，荣卫已通，五脏已成，神气舍心，魂魄毕具，乃成为人。"中医认为人体是一个以心为主宰，五脏为中心，通过经络、精、气、血、津液、神的作用联系脏腑、体、华、窍等形体组织的有机整体。另外，躯体状况和精神活动密切相

关，各系统、各器官的生理功能互相联系，病理状态相互影响。这一有机整体中，形是神的藏舍之处，神是形的生命体现。疾病的认识方面，"形神合一"论清楚地认识到形与神在疾病的发生过程中相互影响。形体的病变，如躯体、脏腑、经络、官窍以及生命物质精、气、血、津液的病变，皆可引起神的失常；而精神活动异常，也能导致形体的病变。

现代社会生活水平提高、人口增长、资源减少、竞争激烈等，人生观、价值观、生活方式的改变，导致精神紧张、情绪压抑、安全感低下或缺失等心身功能紊乱。这些功能紊乱，可以说是现代大部分常见病的主要因素，也是形成"未病"状态的主要因素。正确认识，积极防范，纠正治疗这类心身功能紊乱，在"治未病"中显得尤为重要。因此，在形神合一的理论基础上，中医主张"治神"与"治形"并用的"心身并治"。强调形神并治，方可祛病；形神共养，以维护健康；形神共调，是治疗康复疾病的重要思想。"治未病"手段不仅局限于针药等躯体疗法，同时也包含了心理治疗，即通过调节生理机制而达到调节心理，或通过调节心理达到治形之目的。

2. 天人合一　"天人合一"是指人类生活在自然界中，自然环境的各种变化可直接或间接影响人体的生命活动。认为人体要保持健康无病，必须维持人与自然规律的协调统一。"人以天地之气生，四时之法""天食人以五气，地食人以五味"，这些都说明人体要靠天地之气提供的物质条件而生存，同时人体五脏的生理活动，必须适应四时阴阳的变化，才能与外界环境保持协调。正如张景岳所说："春应肝而养生，夏应心而养长，长夏应脾而养化，秋应肺而养收，冬应肾而养藏。"人应根据这一规律，安排生活作息，调摄精神活动，以适应不同的改变。所谓"合于阴阳，调于四时""从之则苟疾不起"，健康长寿；逆之则灾害生，轻则为病，重者危及生命。另外，人是社会的组成部分，人与社会之间亦相互联系和影响。社会环境可以通过社会发展带来的各种不利因素引起躯体变化，也可以通过影响精神活动进一步影响躯体状况。"欲病"状态的发生与不良的生活方式、行为习惯以及社会环境等息息相关。从中医角度理解，这是人与自然、社会的协调出现紊乱，而导致自身阴阳、气血、脏腑的失衡状态。因此，"治未病"总的指导原则是以整体观念为指导，调整人体的失衡状态。

（二）辨证论治

辨证论治是中医认识和治疗疾病的基本原则，并贯穿预防与康复保健过程。所以，辨证论治是"治未病"中不可或缺的一条重要原则。证，是机体在疾病发展过程中某一阶段的病因、病位、病性、病势等病机本质概括，具有人体差异、时相性、空间性和动态性特征，因而它比病更具体、更贴切、更具有可操作性。

"未病"状态，缺乏明确诊断为"某病"的理论依据，不能算疾病，是一种还达不到器质性改变的功能性变化。因此，以具体的"形态结构学"为基础，以单纯的"生物性疾病"为研究对象，以数字化的检验资料为诊断依据的西医学很难把握"未病"状态的诊治规律。故中医学辨证论治思想在"治未病"中凸显出优势。

对于"治未病"而言，不管"未病"状态的西医学诊断能否成立，中医辨证论治总能将四诊（望、闻、问、切）所收集的资料、症状和体征，通过分析、综合，进行辨证，然后根据辨证结果，采取相应的调治方法。因此，中医能动态地研究"未病"状态的各个不同阶段，做出诊断并施治。

在"治未病"过程中，强调辨人的体质、气质，辨证的部位、属性，辨病的异同，辨证的异同而实施防治。这一特点贯穿于"治未病"的整个阶段。具体又分为同病异治和异病同治。"同病异治",是在同一"未病"状态中,由于"未病"发展的不同阶段,病理变化不同,患者的体质不同,所属证候不同,则防治方法不同,如同为鼓胀,属肝病传肾,当治肝防其传肾;属脾病传肾,当治脾防其传肾。"异病同治",是在不同"未病"状态,有时可能出现相同或相近的病理变化,因此可采用相同的方法来防治,如多种热性病恢复期,都可能有热灼津液致阴津不足的情况,均可滋养阴津,以防病复发。

思考题

简述"治未病"的中医基础理论和特点。

第二节　"治未病"的内涵

20 世纪末,世界卫生组织(WHO)在《迎接 21 世纪的挑战》报告中指出:"21 世纪的医学,将从疾病医学向健康医学发展,从重治疗向重预防发展,从群体治疗向个体治疗发展,从强调医生的作用向重视病人的自我保健作用发展,从以疾病为中心向以病人为中心发展。"

"治未病"理论是我国中医药学宝库中一颗璀璨的明珠,具有历久弥新的生命力和与时俱进的影响力,其先进而深邃的思想体现了现代医学最新的发展趋势。要深刻理解这种先进思想及掌握其实践应用,需阐明"治未病"的含义、基础和根本,并界定"治未病"的研究范畴。

一、"治未病"的含义

历代典籍中关于"治未病"的论述内容极为丰富,如《素问·上古天真论》指出:"虚邪贼风,避之有时,恬惔虚无,真气从之,精神内守,病安从来。"再如《素问·四气调神大论》指出:"是故,圣人不治已病治未病,不治已乱治未乱,此之谓也。"《素问·刺热论》中进一步指出:"病虽未发,见赤色者刺之,名曰治未病。"而《灵枢·逆顺》《难经·七十七难》与《金匮要略·脏腑经络先后病脉证》中均明确提出"上工治未病"。这一类相关论述是中医学疾病预防思想的肇始。

在此之后,具有代表性的相关论述如唐代孙思邈《备急千金要方·论诊候第四》中指出:"上医医未病之病,中医医欲病之病,下医医已病之病。"宋代陈直《养老奉亲书》中指出:"善治病者,不如善慎疾;善治药者,不如善治食。"元代朱丹溪在《丹溪心法》中提出:"未病而先治,所以明摄生之理。如是则思患而预防之者,何患之有哉。"明代张景岳在《类经·摄生类》中提出:"祸始于微,危因于易,能预此者,谓之治未病,不能预此者,谓之治已病。"清代叶天士在《温热论》中提出"务在先安未受邪之地"等。这些医学思想从不同层面详尽论述了"治未病"的丰富含义。

总结《内经》以来"治未病"理论,"治未病"的含义,主要体现在以下几点:

（一）"未病"

广义"未病"不仅指疾病的萌芽状态，而且包括疾病在动态变化中可能出现的趋向和未来时段表现出的状态。其可涵盖"未病""欲病""已病""病后"四种状态。

1.未病　即无病，指机体处于尚未产生病理信息的健康状态。这种状态，中医学称之为"阴阳平和"或"阴平阳秘"。

2.欲病　即病而未发，指机体处于健康到疾病的中间状态。"欲病"源于唐代孙思邈《备急千金要方·论诊候第四》："古人善为医者，上医医未病之病，中医医欲病之病，下医医已病之病。"亚健康状态即属于欲病而未病的状态。

3.已病　即病而未传，指机体处于某脏器已病但尚未影响到其他脏器的待传变状态。如《难经·七十七难》曰："所谓治未病者，见肝之病，则知肝当传之于脾，故先实脾气，无令得受肝之邪。"即肝已病而尚未传脾，脾暂时处于未病的状态。

4.病后　即病愈正虚，指机体处于病已暂愈但正气亏虚仍易复发的虚弱状态。《伤寒论·辨阴阳易差后劳复病脉证并治》指出，大病瘥后余邪未清，正气亏虚，可因形神过劳、早犯房事或饮食过度等引发劳复诸证。病已暂愈而劳复未作的中间阶段亦可归于未病的范畴。

（二）"治"

此处的"治"，主要指治疗、调理。此外，尚包括管理、整理、治理、研究等方面的含义，如《素问·四气调神大论》云："圣人……不治已乱治未乱。"《淮南子·说山训》云："良医者，常治无病之病，故无病；圣人者，常治无患之患，故无患也。"

1.治疗　指运用中医药学理论与临床方法进行未病先防，欲病早治，已病防传，病后防复的干预过程。

2.调理　指通过起居调理、饮食调理、情志调理、运动调理、中医特色技术调理及体质调理等方法对社会个体或群体的健康状态进行相关干预。

（三）"治未病"

"治未病"是指综合运用中医行之有效的预防保健措施或相关治疗、调理方法，防止疾病发生、发展、传变及复发的方法，是中医治则学说的基本法则和中医药学的核心思想之一，同时也是中医预防保健和现代健康管理的重要理论基础和准则。

二、"治未病"的基础和根本

（一）"治未病"的基础——养生

养生，古代称之为摄生、卫生、道生、保生等。养生即是根据人体生命发展的规律采取适宜的措施来顾护人体正气，避免或减少疾病，进而达到保持健康、延衰益寿之目的。而中医养生学则是在中医理论的指导下，研究探索人体生、长、壮、老、已的生命过程，以及寿夭衰老的成因、机制和规律，阐明如何通过传统的颐养身心、扶助正气、预防疾病、保持健康、延年益寿理论和方法，并以这些理论和方法指导人们保健活动的实用学科。中医养生学强身健体、御邪防病、延衰益寿之目的与"治未病"理念相契合，并为"治未病"提供了丰富的干预方法。

1.养生的终极目标是"治未病"　养生的目标是强身健体、御邪防病、延衰益寿。这三个方面紧密联系，其中御邪防病为主要目标，亦是"治未病"的核心内容。

NOTE

（1）**顾护正气**　疾病的发生取决于正气与邪气两个方面，正气不足是疾病发生的内在因素。因此应重视精神调摄，加强身体锻炼，合理安排生活起居和饮食调理，进而使机体气血调和，阴平阳秘，如此则可使正气日渐强盛，达到"正气存内，邪不可干"之目的。

（2）**避免邪气**　致病邪气的侵袭是疾病发生的外在条件。避邪防病，首先应注意气候变化，防范六淫外袭，"虚邪贼风，避之有时"（《素问·上古天真论》）；其次应调畅精神情志，避免七情内伤，"恬惔虚无，真气从之，精神内守，病安从来"（《素问·上古天真论》）；还应讲究饮食卫生与生活习惯，"饮食有节，起居有常，不妄作劳"（《素问·上古天真论》）；此外，还应注意"房室、金刃、虫兽所伤"（《金匮要略·脏腑经络先后病脉证》）及跌扑劳损等各种损伤；并注意防范环境污染与"避其毒气"，特别是尽量防避各类疫病和传染性疾病。

2. 养生为"治未病"提供丰富方法　中医养生方法内容丰富，这些方法是实施"治未病"的必备手段，可概括为以下八个方面：

（1）**四时养生**　即顺应四时阴阳、气候变化，遵从机体生命活动自然规律，以达到顺时从根，求本调神之目的。《素问·四气调神大论》云："夫四时阴阳者，万物之根本也，所以圣人春夏养阳，秋冬养阴，以从其根。"指出四时阴阳是万物之根本，是自然界万物生长变化的规律，同时也是养生的根本，从另一个角度说明"法于阴阳"是《内经》养生的重要原则。同时也指出四时养生的基本原则为"春夏养阳，秋冬养阴"。四时养生主要包括四时起居调摄、四时情志调适、四时饮食宜忌等方面。

（2）**起居养生**　即对日常生活中各个方面进行科学安排及采取一系列健身措施，以达到祛病强身、益寿延年之目的。如《素问·上古天真论》云："饮食有节，起居有常，不妄作劳，故能形与神俱，而尽终其天年，度百岁乃去。"清代名医张隐庵对此解释为："起居有常，养其神也；不妄作劳，养其精也。夫神气去，形独居，人乃死。能调养其神气，故能与形俱存，而尽终其天年。"若起居习惯不佳，则会严重影响身体健康。如《素问·生气通天论》指出："起居如惊，神气乃浮。"再如葛洪在《抱朴子·极言》中指出："定息失时，伤也。"起居养生主要包括起居有常、作息合理、劳逸适度、服装顺时适体等方面。

（3）**运动养生**　即以中医药学阴阳、脏腑、气血、经络等理论为基础，讲求调息、意守、动形，以达到畅通气血、通活经络、舒利筋骨、调和脏腑之目的。运动养生以养精、练气、调神为运动的基本要点；以动形为基本锻炼形式；用阴阳理论指导运动的虚、实、动、静；用开阖升降指导运动的屈伸、俯仰；用整体观念说明运动健身中形、神、气、血、表、里的协调统一。运动养生主要包括导引、武术、气功等方面。

（4）**饮食养生**　即按照中医药学理论，调整饮食，注意饮食宜忌，合理摄取食物，以达到增进健康、益寿延年之目的。饮食养生强调通过合理而适度地补充营养，以补益精气，并通过饮食调配，纠正脏腑阴阳之偏颇。如《寿亲养老新书》说："主身者神，养气者精，益精者气，资气者食。食者生民之大，活人之本也。"明确指出了饮食是"精、气、神"的营养基础。再如《素问·至真要大论》指出："五味入胃，各归所喜，故酸先入肝，苦先入心，甘先入脾，辛先入肺，咸先入肾，久而增气，物化之常也。"强调了饮食的味道各有不同，对脏腑的营养作用也有所侧重，进而能纠正脏腑阴阳之偏颇。此外，还应注意饮食宜忌，宜细嚼慢咽，防病强身；食宜专致，不可分心；恬愉进餐，有益健康；饭后保养，持之以恒。饮食养生主要包括均衡饮食，合理调配；谨和五味，长有天命；饮食有节，定时适量；顺应四时，调摄饮食等方面。

（5）精神养生　即在中医药学"天人相应""整体观念"指导下，通过怡养心神、调摄情志、调剂生活等方法，保护和增强人的心理健康，达到形神统一、心身协调之目的。如《淮南子·泰族训》云："神清志平，百节皆宁，养性之本也。"《素问·上古天真论》言："恬惔虚无，真气从之，精神内守，病安从来。"精神养生主要包括四季调神、清静养神、移情易性等方面。

（6）房事养生　即根据人体的生理特点和生命规律，采取健康的性行为，以防病保健，提高生活质量，从而达到健康长寿之目的。如《素女经》谓："天地有开阖，阴阳有施化，人法阴阳，随四时。今欲不交接，神气不宣布，阴阳闭膈，何以自补？"又指出："阴阳不交，则生痛瘀之疾，故幽、闭、怨、旷，多病而不寿。"《备急千金要方》中亦说："男不可无女，女不可无男，无女则意动，意动则神劳，神劳则损寿。"房事养生主要包括行房有度、节欲保精、晚婚少育、房事禁忌及注重房事卫生等方面。

（7）药物养生　即运用药物来扶助人体气血阴阳，促进脏腑功能协调，以达到保健强身、抗病防衰之目的。如《中藏经》中指出，"其本实者，得宣通之性必延其寿；其本虚者，得补益之情必长其年。"用方药延年益寿，尤为需要注意的是，要善于运用药物补偏救弊，调整机体阴阳气血出现的偏差，协调脏腑功能，疏通经络血脉，切记不可盲目进补。药物养生主要包括合理进补、辨证进补、补泻适度、用药缓图等方面。

（8）针灸推拿养生　即以通经活络、刺激腧穴为主要手段，促进和维持营卫气血的正常运行，以达到调理脏腑、平衡阴阳之目的。如《灵枢·经别》云："十二经脉者，人之所以生，病之所以成，人之所以治，病之所以起。"再如《扁鹊心书》中指出："人于无病时，常灸关元、气海、命门、中脘，虽未得长生，亦可得百余岁矣。"说明机体的生长与健康，疾病的酿成与痊愈，与经络、腧穴有密切关系。针灸推拿养生主要包括针刺、艾灸、推拿等方面的内容。

（二）"治未病"的根本——体质调整

体质的稳定性是相对的。由于每一个体在生、长、壮、老、已的生命过程中，受环境、精神、营养、锻炼、疾病等内外环境中诸多因素的影响，体质会发生变化，从而使得体质既具有相对的稳定性，也有动态可变性。这种特征是体质可调整的理论基础。通过药物或生活方式干预，调整体质偏颇状态，预防相关疾病的发生，是实施"治未病"的根本所在。

依据《中医体质分类与判断》标准划分的九种体质，可采取如下方法对九种体质进行调整。

1.平和体质　平和体质者身体健康，调体法则为平衡阴阳，调和气血。

（1）环境起居调摄　起居顺应四时阴阳，劳逸结合。

（2）体育锻炼　适度运动即可。

（3）精神调适　清净立志，开朗乐观，心理平衡。

（4）饮食调理　食物多样化，不偏食，不可过饥过饱、偏寒偏热。

2.气虚体质　气虚体质者多元气虚弱，调体法则为培补元气，益气健脾。

（1）环境起居调摄　热则耗气，夏当避暑；冬当避寒，以防感冒；避免过劳伤正气。

（2）体育锻炼　起居宜柔缓，不宜剧烈运动以防耗气，应散步、慢跑、打太极拳、做五禽戏等。

（3）精神调适　气虚之人多神疲乏力、四肢酸懒，应清净养脏，祛除杂念，不躁动，少思虑。

（4）饮食调理　常食益气健脾食物，如粳米、糯米、小米、大麦、山药、土豆、大枣、香菇、鸡肉、鹅肉、兔肉、鹌鹑、牛肉、青鱼、鲢鱼，少吃耗气食物，如生萝卜、空心菜等。

（5）药物调治　可用甘温补气之品，如人参、山药、黄芪等。脾气虚，宜选四君子汤，或参苓白术散；肺气虚，宜选补肺汤；肾气虚，可服肾气丸。

（6）经络腧穴调养　重在补肺调气、健脾益气、温肾纳气。宜针灸并用，施以补法。常用腧穴有气海穴、关元穴、足三里穴、脾俞穴、肾俞穴等。

3. 阳虚体质　阳虚体质者多元阳不足，调体法则为补肾温阳，益火之源。

（1）环境起居调摄　冬避寒就温，春夏培补阳气，多日光浴。夏不露宿室外，眠不直吹电扇，开空调室内外温差不要过大，避免在树荫、水亭及过堂风大的过道久停，注重足下、背部及丹田部位的保暖。

（2）体育锻炼　动则生阳，体育锻炼每日 1～2 次。宜舒缓柔和，如散步、慢跑、打太极拳、做五禽戏、做八段锦等。冬天避免在大风、大寒、大雾、大雪及空气污染的环境中锻炼。

（3）精神调适　该类人常情绪不佳，肝阳虚者善恐，心阳虚者善悲。应保持沉静内敛，消除不良情绪。

（4）饮食调理　宜食温阳食品，如羊肉、狗肉、鹿肉、鸡肉，少吃西瓜等生冷食物。"春夏养阳"，夏日三伏每伏食附子粥或羊肉附子汤 1 次。平时可食用当归生姜羊肉汤、韭菜炒胡桃仁等。

（5）药物调治　可选补阳祛寒、温养肝肾之品，如鹿茸、海狗肾、蛤蚧、冬虫夏草、巴戟天、仙茅、肉苁蓉、补骨脂、杜仲等，成方可选金匮肾气丸、右归丸。偏心阳虚者，桂枝甘草汤加肉桂常服，虚甚者可加人参；偏脾阳虚者可选择理中丸或附子理中丸。

（6）经络腧穴调养　重在温经散寒、调经理气。常用腧穴有百会穴、大椎穴、命门穴、腰阳关穴、涌泉穴等。

4. 阴虚体质　阴虚体质者多真阴不足，调体法则为滋补肾阴，壮水制火。

（1）环境起居调摄　夏应避暑，多去海边高山。秋冬要养阴，居室应安静，不熬夜，不剧烈运动，不在高温下工作。

（2）体育锻炼　宜选动静结合项目，如太极拳、八段锦等。控制出汗量，及时补水。

（3）精神调适　循《内经》"恬惔虚无""精神内守"之法，养成冷静沉着的习惯。对非原则性问题，少与人争，少参加争胜败的文娱活动。

（4）饮食调理　多食梨、百合、银耳、木瓜、菠菜、无花果、冰糖、茼蒿等甘凉滋润食物；喝沙参粥、百合粥、枸杞粥、桑椹粥、山药粥。少吃葱、姜、蒜、椒等辛辣燥烈之品。

（5）药物调治　可用滋阴清热、滋养肝肾之品，如女贞子、旱莲草、山茱萸、五味子、麦冬、天冬、黄精、玉竹、枸杞子等。常用方有六味地黄丸、大补阴丸等。如肺阴虚，宜服百合固金汤；心阴虚，宜服天王补心丸；脾阴虚，宜服慎柔养真汤；肾阴虚，宜服六味丸；肝阴虚，宜服一贯煎。

（6）经络腧穴调养　重在滋阴降火、益气培元，补阴侧重于滋肾阴和养胃阴。常用腧穴有太溪穴、水泉穴、肝俞穴、肾俞穴、照海穴等。

5. 痰湿体质　痰湿体质者多脾虚失司，水谷精微运化障碍，调体法则为健脾祛湿，化痰泄浊。

（1）环境起居调摄　远离潮湿；阴雨季避湿邪侵袭；多户外活动；穿透气散湿的棉衣；常晒太阳。

（2）体育锻炼　身重易倦者，应长期坚持锻炼，进行散步、慢跑、球类、武术、八段锦及舞蹈等活动。活动量应逐渐增强，让疏松的皮肉逐渐坚固致密。

（3）精神调适　易神疲困顿，要多参加各种活动，多听轻松音乐，以动养神。

（4）饮食调理　少食甜黏油腻，少喝酒，勿过饱。多食健脾利湿、化痰祛湿的清淡食物，如白萝卜、葱、姜、白果、赤小豆等。

（5）药物调治　重点调补肺、脾、肾。可用温燥化湿之品，如半夏、茯苓、泽泻、瓜蒌、白术、车前子等。若肺失宣降，当宣肺化痰，选二陈汤；若脾不健运，当健脾化痰，选六君子汤或香砂六君子汤；若肾不温化，当选苓桂术甘汤。

（6）经络腧穴调养　重在宣肺降气、除湿化痰。常用腧穴有丰隆穴、足三里穴、太白穴、肺俞穴、脾俞穴等。

6. 湿热体质　湿热体质者多湿热蕴结不解，调体法则为分消湿浊，清泻伏火。

（1）环境起居调摄　避暑湿，环境宜干燥通风，不宜熬夜过劳，长夏应避湿热侵袭。

（2）体育锻炼　适合高强度大运动量锻炼，如中长跑、游泳、爬山、球类等，以祛湿散热。夏季应凉爽时锻炼。

（3）精神调适　多参加开朗轻松的活动，放松身心。

（4）饮食调理　多吃西红柿、草莓、黄瓜、绿豆、芹菜、薏苡仁、苦瓜、茵陈蒿等物，饮石竹茶。忌辛温滋腻，少喝酒，少吃海鲜。

（5）药物调治　可用甘淡苦寒清热利湿之品，如黄芩、黄连、龙胆草、虎杖、栀子等。方药可选龙胆泻肝汤、茵陈蒿汤等。

（6）经络腧穴调养　重在清热利湿。常用腧穴有中极穴、阴陵泉穴、三阴交穴、三焦俞穴、膀胱俞穴等。

7. 血瘀体质　血瘀体质者多血脉瘀滞不畅，调体法则为活血祛瘀，疏经通络。

（1）环境起居调摄　血得温则行，居住宜温不宜凉，冬应防寒。作息规律，睡眠足够，不可过逸，以免气滞血瘀。

（2）体育锻炼　多做有益血脉的活动，如舞蹈、太极拳、八段锦、保健按摩等，各部分都要活动，以助气血运行。

（3）精神调适　培养乐观情绪，则气血和畅，有利于血瘀改善，而苦闷忧郁则会加重血瘀。

（4）饮食调理　常食红糖、丝瓜、玫瑰花、月季花、酒、桃仁等活血祛瘀食物，酒可少量常饮，醋可多吃，宜喝山楂粥、花生粥。

（5）药物调治　可用当归、川芎、怀牛膝、徐长卿、鸡血藤、茺蔚子等活血养血药物，方药可选四物汤等。

（6）经络腧穴调养　重在活血化瘀。常用腧穴有血海穴、膈俞穴、心俞穴、肝俞穴、太冲穴等。

8.气郁体质　气郁体质者多气机郁滞，调体法则为疏肝行气，开其郁结。

（1）环境起居调摄　室内常通风，装修宜明快亮丽。阴雨天调节好情绪。

（2）体育锻炼　宜动不宜静，多跑步、爬山、武术、游泳等以流通气血。着意锻炼呼吸吐纳功法，以开导郁滞。

（3）精神调适　"喜胜忧"，要主动寻快乐，常看喜剧、励志剧，勿看悲苦剧。多看相声，多听轻松的音乐，多社交活动以开朗豁达。

（4）饮食调理　少量饮酒以活血，提高情绪。多食行气食物，如佛手、橙子、柑皮、荞麦、韭菜、茴香、大蒜、高粱、刀豆等。

（5）药物调治　常用香附、乌药、川楝子、小茴香、青皮、郁金等疏肝理气解郁药为主组成的方剂，如越鞠丸等。若气郁引起血瘀，当配伍活血化瘀药。

（6）经络腧穴调养　重在疏肝解郁、行气开结。常用腧穴有膻中穴、期门穴、太冲穴、肝俞穴、行间穴等。

9.特禀体质　特禀体质多是由于先天性或遗传因素所形成的一种特殊体质类型。对于先天性、遗传性疾病或生理缺陷，一般无特殊调治方法；或从亲代调治，防止疾病遗传。过敏体质是特禀体质的另一种特殊类型，主要因肺气不足，卫表不固，津亏血热而成。调体法则或益气固表，或凉血消风，总以纠正过敏体质为法。

（1）环境起居调摄　特禀体质者应根据个体情况调摄起居。其中过敏体质者由于容易出现水土不服，在陌生环境中要注意减少户外活动，避免接触各种致敏动植物，适当服用预防性药物，以降低发病率。在季节更替之时要及时增减衣被，增强机体对环境的适应能力。

（2）体育锻炼　特禀体质的形成与先天禀赋有关，可选择有针对性的运动锻炼项目，逐渐改善体质。但过敏体质者要避免春天或季节交替时长时间在野外锻炼，以防止过敏性疾病发作。

（3）精神调适　合理安排作息时间，正确处理工作、学习和生活的关系，避免情绪紧张。

（4）饮食调理　特禀体质者应根据个体的实际情况制定不同的保健食谱。就过敏体质者而言，饮食宜清淡，忌生冷、辛辣、肥甘油腻及各种"发物"（致敏食物），如酒、鱼、虾、螃蟹、辣椒、浓茶、咖啡等。

（5）药物调治　应根据个体实际情况辨证选用相应药物与方剂。如过敏体质者可选用辛黄汤、劫敏汤、脱敏汤等。

（6）经络腧穴调养　重在理气活血、纠正过敏。常用腧穴有迎香穴、印堂穴、孔最穴、鱼际穴、血海穴等。

三、"治未病"的范畴

（一）未病先防

未病先防是指在机体未患病之前采用预防的方法从而避免亚健康状态与疾病的发生，适用于未病的健康人群与亚健康人群。包括祛除影响健康的因素、主动养生、锻炼身体。影响健康的因素包括外因和内因两类，外因包括环境因素、工作压力、人际关系、家庭或社会负担等，内因包括自身抗病能力、健康意识、不良生活方式、感情挫折等。增强健康意识，积极行动，采取各种措施，做好预防工作，可以提高机体抗病能力，防止病邪侵袭。

（二）欲病早治

欲病早治是指在机体处于即将发病的前兆阶段，应在明确疾病发生发展规律的前提下，早期诊断，提前治疗，截病于初，采用"迎而击之"之法，一方面可以控制疾病发生并蔓延深入，另一方面尚可以避免正气的过度损耗。这种方法是"上工救其萌芽"思想的具体体现。若此阶段因循失治，则病成而邪进。

（三）既病防变

既病防变是指当机体已经处于疾病状态时，要明确诊断，准确治疗，同时还要根据疾病传变规律，预测可能传变的脏腑，提前干预，防止疾病进一步传变或殃及其他未病脏腑。《素问·玉机真脏论》指出："五脏相通，移皆有次。五脏有病，则各传其所胜。"而《金匮要略》"见肝之病，知肝传脾，当先实脾"与《温热论》"务在先安未受邪之地"等观点均是既病防变思想的明确体现。

（四）瘥后防复

瘥后防复是指作为疾病的"愈后"阶段，此时机体正气尚虚，邪气留恋机体，机体处于不稳定状态，功能尚未完全恢复。但此状态与正常健康状态尚有差别，与原先疾病状态更有不同，因此要加强生活调摄，巩固治疗，防止疾病复发。如临床上有些病人在感冒瘥愈后一段时间内仍有轻度头痛、身体乏力、食欲不振、全身不适等症状，对此可运用中医四诊之法，给出定位、定性诊断，采用适宜的中医干预方法，以防疾病再次复发。

思考题

1. 中医养生有哪些方法？
2. 请根据所学知识回答"治未病"的根本是什么？

第三章　中医健康状态信息采集与评估

第一节　中医健康状态信息采集的"四诊技术"及应用

四诊是中医健康状态信息采集的基本方法，主要包括望、闻、问、切。四诊既具有独特作用，又都有局限性，不能相互取代，必须将它们有机地结合起来，只有四诊合参，才能全面而系统地对人体健康状态做出正确判断。

一、望诊

望诊是医生运用视觉对人体全身或局部情况进行有目的的观察，以了解健康状况、测知病情的方法。人的精神状态、形体强弱、面部色泽、舌象变化等重要的生命信息，主要通过视觉来获取，对于病证的诊断和中医健康状态信息采集至关重要。

中医健康状态信息采集中望诊的内容主要包括全身望诊（望神、色、形、态）、望排出物（望痰涎、呕吐物、大便、小便）、望小儿指纹和望舌四部分。学习望诊时虽划分为不同内容，临床诊病时还需综合运用，才能全面了解病情。

（一）全身望诊

全身望诊又称整体望诊，是医生在诊察病人时首先对病人的精神、色泽、形体、姿态等表现进行整体观察，以便对病情的寒热虚实和轻重缓急等获得一个总体的印象。

1. **望神**　神是生命活动的总称，是对人体生命现象的高度概括。神的意义有二：一是"神气"，是指脏腑功能活动的外在表现；二是"神志"，指人的精神意识和情志活动。

2. **望色**　望色是指医生通过观察病人皮肤（主要是面部皮肤）的色泽变化来诊察病情的方法。望色包括望皮肤的颜色和光泽。色即皮肤的颜色，指色调变化。泽即皮肤的光泽，指明度变化，光泽属神气，隐含于皮肤之内。病色可分为赤、白、黄、青、黑五种，分别见于不同脏腑和不同性质的疾病。

3. **望形**　望形，又称望形体，是观察病人形体的强弱胖瘦、体质形态和异常表现等来诊察病情的方法。主要包括形体强弱和形体胖瘦。

4. **望姿态**　望姿态是通过观察患者的动静姿态和异常动作来诊察病情的方法。其规律是，动、强、仰、伸者，多属阳、热、实证；静、弱、俯、屈者，多属阴、寒、虚证。

（二）望排出物

包括排泄物和分泌物，主要反映有关脏腑的盛衰和邪气的性质。其规律是，质地清稀、色淡白、无明显异味者，多属阴、寒、虚证；质地稠浊、色黄赤、有明显臭味者，多属阳、热、实证。

（三）望小儿指纹

望小儿指纹适用于3岁以内的小儿，与成人诊寸口脉具有相同的诊断意义。

小儿指纹是手太阴肺经的分支，按部位可分为风、气、命三关。食指第一节为风关，第二节为气关，第三节为命关。正常指纹为红黄隐隐于食指风关之内。

其临床意义可概括为纹色辨寒热，即红紫多为热证，青色主惊风或疼痛，淡白多为虚证；淡滞定虚实，即色浅淡者为虚证，色浓滞者为实证；浮沉分表里，即指纹浮显者多表证，指纹深沉者多为里证；三关测轻重，即指纹突破风关、显至气关，甚至显于命关，表明病情渐重，若直达指端称为"透关射甲"，为临床危象。

（四）舌诊

舌诊主要观察舌质和舌苔两个方面的变化。

1. 望舌质　舌质，即舌的本体，又称舌体，是舌的肌肉和脉络组织。望舌体主要观察舌的舌神、舌色、舌的形质、动态以及舌下络脉。

2. 望舌苔　舌苔，指舌面上的一层苔状物，舌苔是胃气向上熏蒸所致。正常的舌苔，应该是薄白均匀、干湿适中。病理性的舌苔多由胃中腐浊之气上泛而成。

3. 舌诊的临床意义　舌象变化能较客观地反映病情，故对临床辨证、立法、处方、用药，以及判断疾病转归，分析病情预后，都有十分重要的意义。临床意义有如下几个方面：

（1）判断邪正盛衰　正气的盛衰能明显地在舌上反映出来，如气血充盛则舌色淡红而润，气血不足则舌色淡白。胃气旺盛则舌苔有根，胃气衰败则舌苔无根或光剥无苔。

（2）区别病邪性质　不同的病邪致病，舌象特征亦各异。如外感风寒，苔多薄白；外感风热，苔多薄黄。

（3）分析病位浅深　如苔薄多为表证，病位浅；苔厚者多为里证，病位深。

（4）推断病势进退　病情发展的进退趋势，可从舌象上反映出来。由此，可以推断病势的变化情况。从舌苔上看，舌苔由白转黄，由黄转焦黑色，苔质由润转燥，提示热邪由轻变重、由表及里、津液耗损；反之，为邪热渐退，津液复生，病情向好的趋势转变。

（5）估计病情预后　舌荣有神，舌面薄苔，舌态正常者为邪气未盛，正气未伤之象，预后较好；舌质枯晦，舌苔无根，舌态异常者为正气亏损，胃气衰败，病情多凶险。

二、闻诊

人体的各种声音和气味，都是在脏腑生理活动和病理变化过程中产生的，所以鉴别声音和气味的变化，可以判断出脏腑的生理和病理变化，为临床辨证提供依据。

（一）听声音

主要包括听病人的声音、语言、呼吸、咳嗽、胃肠异常声音等。

1. 声音　声音主要包括发声、暗哑与失音、鼻鼾、呻吟、惊呼、喷嚏、呵欠和太息等。

2. 语言　语言主要包括谵语、郑声、独语、错语、狂言、语謇。

3. 呼吸　呼吸气粗而快，声高有力，多为实证、热证；呼吸气微而慢，声音低弱，多属虚证、寒证。常见的病态呼吸有喘、哮、短气、少气等。

4.咳嗽　咳嗽常伴咯痰，故闻诊除听辨咳声外，必须结合痰的量、色、质，以及发病的时间、兼症等，以辨别其具体的证候类型。

（二）嗅气味

嗅气味是指嗅辨与疾病相关的气味，包括嗅病体的气味与病室的气味两种。病体之气包括口气、汗、痰、涕、二便、经、带、恶露等的异常气味，病室之气是由病人病体本身或其排出物所发出的气味。

三、问诊

问诊是医生通过对患者或陪诊者进行有目的地询问，了解疾病发生、发展、诊治经过、现在症状，以及其他与疾病有关的情况，进而诊察疾病的一种方法。问诊的内容主要包括一般情况、主诉、现病史、既往史、个人生活史、家族史等。

明代医家张景岳在总结前人问诊经验的基础上，将其归纳为"十问篇"，后经清代医家陈修园略作修改编成了《十问歌》，即"一问寒热二问汗，三问头身四问便，五问饮食六胸腹，七聋八渴俱当辨，九问旧病十问因，再兼服药参机变，妇女尤必问经期，迟速闭崩皆可见，再添片语告儿科，天花麻疹全占验。"《十问歌》虽然言简意赅，便于初学者记诵，但在临床应用中，应根据患者的不同情况，灵活而有主次地进行询问，不可机械套问。

（一）问寒热

寒即怕冷，是患者的主观感觉。临床根据怕冷表现的不同特点，分为恶寒、恶风、畏寒等情况。恶寒指病人自觉怕冷，加衣覆被或近火取暖不能缓解；恶风指患者遇风觉冷，避之可缓，较恶寒轻；畏寒指患者身寒怕冷，加衣覆被或近火取暖可以缓解。

热即发热，既包括患者体温值的绝对升高，也包括体温正常而患者自觉全身或某一局部发热，如五心烦热、骨蒸发热等。

寒与热的产生，主要取决于病邪的性质和机体阴阳盛衰两个方面。一般寒为阴邪，其性清冷，寒邪致病多见恶寒；热为阳邪，其性炎热，热邪致病多见发热。机体阴阳失调时，阳盛则热，阴盛则寒；阴虚则热，阳虚则寒。

（二）问汗

问汗指询问患者有无汗出异常的情况。汗是由阳气蒸化津液经汗孔达于体表而成。正常汗出有调和营卫、滋润皮肤、调节体温、排泄废物等作用。正常人在体力活动、进食辛辣、气候炎热、衣被过厚及情绪紧张等情况下出汗，属生理现象。

若全身或身体的某一局部，当汗出而无汗，或不当汗出而汗多者，均属病理现象。异常汗出与所感受病邪的性质、机体阳气的盛衰、津液的盈亏及腠理的开阖等多种因素有关。因此，应着重询问患者有无汗出，汗出的时间、部位、多少及伴随的主要症状等情况。

（三）问疼痛

疼痛是临床上最常见的自觉症状之一，可见于机体的不同部位。导致疼痛的病因病机可概括为虚实两类：因实致痛者，多因感受外邪，或气滞血瘀，或痰食虫积等，阻滞脏腑经络气机，"不通则痛"，其痛势较剧，持续时间长，痛而拒按；因虚致痛者，多因气血不足，阴精亏损，使脏腑组织经络失养，"不荣则痛"，其痛势较缓，时痛时止，痛而喜按。

问疼痛，应注意询问疼痛的性质、部位、程度、时间、喜恶和兼症等。

（四）问头身胸腹

问头身胸腹指问头身、胸腹部位除疼痛以外的其他不适或异常。主要有头晕、胸闷、心悸、胁胀、脘痞、腹胀、身重、麻木等常见症状。

（五）问耳目

耳目为闻声视物的感觉器官，分别与内脏、经络有密切的联系。所以问耳目不仅可以诊察耳目的局部病变，而且可以了解内在脏腑的病变情况。

1. 问耳 肾开窍于耳，手足少阳经脉分布于耳，耳为宗脉所聚。临床常见耳鸣、耳聋、重听等症。

2. 问目 目为肝之窍，心之使，五脏六腑之精气上注于目。目的症状繁多，临床常见有目痒、目痛、目眩等。

（六）问睡眠

睡眠是人体适应自然界昼夜节律性变化的重要生理活动，与人体卫气的循行、阴阳的盛衰、气血的盈亏及心肾的功能活动密切相关。正常情况下，卫气昼行于阳经，阳气盛则醒；夜行于阴经，阴气盛则眠。机体气血充盈，心肾相交，阴平阳秘，则睡眠正常；反之，则会出现睡眠失常。

问睡眠主要询问睡眠时间的长短、入睡的难易、是否易醒、有无多梦等情况，并结合其他兼症，以探求其病因病机。睡眠失常主要有失眠和嗜睡。

（七）问饮食口味

问饮食口味主要询问口渴与饮水、食欲与食量以及口味等情况。对于了解疾病性质、津液盈亏、胃气强弱等有重要意义。

1. 口渴与饮水 口渴指口中干渴的感觉。饮水指实际饮水量的多少。通过询问口渴与饮水的情况，可以了解体内津液的盛衰、输布情况及病性的寒热虚实。

2. 食欲与食量 食欲指对进食的要求和对进食的欣快感。食量指实际进食量的多少。询问病人的食欲与食量，对于判断病人脾胃及其相关脏腑功能的强弱，以及疾病的预后转归具有重要意义。

3. 口味 指口中有无异常的味觉或气味。因脾开窍于口，其他脏腑之气亦可循经脉上至口，故口味异常，是脾胃功能失常或其他脏腑病变的反映。

（八）问二便

二便的排泄是人体新陈代谢的生理现象。大便的排泄虽由大肠所司，但与脾胃的腐熟运化、肝的疏泄、命门的温煦、肺气的肃降等有密切关系。小便的排泄虽由膀胱所主，但与肾的气化、脾的运化转输、肺的肃降和三焦的通调等功能密不可分。故询问二便状况，不仅可以了解机体消化功能强弱、水液代谢的情况，而且亦是判断疾病寒热虚实的重要依据。

问二便应注意询问大小便的性状、颜色、气味、时间、便量、排便的次数、感觉及兼症等。有关二便的颜色、气味等内容，已分别在望诊、闻诊中讨论，这里着重介绍二便的性状、次数、便量及排便感等内容。

1. 大便 健康人一般每日或隔日大便一次，色黄质软成形，排便顺畅，便内无脓血、黏液及未消化的食物等。询问大便应注意便次、便质及排便感的异常。

（1）便次异常主要包括便秘和泄泻。

（2）便质异常主要包括完谷不化、溏结不调、脓血便和便血。

（3）排便感异常主要包括肛门灼热、里急后重、排便不爽、滑泻失禁和肛门气坠。

2. 小便　一般情况下，正常成人日间排尿3～5次，夜间0～1次，每昼夜总尿量1000～1800mL，尿色淡黄而清亮，无特殊气味。小便次数和尿量常受饮水、气温、汗出、年龄等多种因素的影响。

问小便主要询问尿量、尿次、排尿感异常等，可诊察体内津液的盈亏和有关脏腑的气化功能是否正常。

（九）问经带

妇女有月经、带下、妊娠、胎产等生理特点。所以，对妇女应询问其月经、带下、妊娠、产育等方面的情况。其中妊娠、产育方面的病变，在《中医妇科学》中有专门介绍。妇女月经、带下的异常，不仅是妇科的常见疾病，也是全身病理变化的反映，因此，即使患一般疾病，也应询问月经、带下的情况，作为诊断妇科或其他疾病的依据。

1. 月经　月经指发育成熟女子的胞宫周期性出血的生理现象。月经周期一般为28天左右，行经日数3～5天，每次经量中等（一般50～100mL），经色正红无块，经质不稀不稠。14岁左右月经初潮，49岁左右绝经，妊娠期及哺乳期一般月经不来潮。

问月经应注意询问月经的周期，行经的天数，月经的量、色、质，有无闭经或行经腹痛，末次月经日期，初潮或绝经年龄等。可以判断机体脏腑功能状况及气血的盛衰。

（1）经期异常

1）月经先期　指连续两个月经周期提前7天以上。多因脾虚不摄、肾虚不足、冲任不固，或阳盛血热、肝郁化热，阴虚火旺，以致热扰冲任，血海不宁所致。

2）月经后期　指连续两个月经周期延后7天以上。多因营血亏损、肾精不足、阳气虚衰，无以化血，血海空虚；或气滞血瘀，寒凝血瘀，痰湿阻滞，冲任受阻所致。

3）月经先后无定期　指经期或提前，或延后7天以上，连续3个月经周期以上。多因肝气郁滞，或瘀血阻滞，或脾肾虚损，冲任失调，血海蓄溢失常所致。

（2）经量异常

1）月经过多　指月经量较常量明显增多。多因热伤冲任，迫血妄行；或气虚冲任不固，经血失约；或瘀阻胞络，络伤血溢等所致。

2）崩漏　指非行经期间阴道出血，来势急，出血量多者，称为崩（中），来势缓，出血量少，淋漓不止者，称为漏（下），合称崩漏。二者常可相互转化，交替出现。多因血热炽盛，或阴虚火旺，热伤冲任，迫血妄行；或脾肾气虚，冲任不固；或瘀阻冲任，血不归经所致。

3）月经过少　指月经量较常量明显减少，甚至点滴即净。多因精血亏少，或气血两虚，血海失充；或寒凝血瘀，痰湿阻滞，冲任不畅所致。

4）闭经　指女子年逾18周岁，月经尚未来潮；或已行经后又中断，停经3个月以上。多因脾肾亏损，冲任不足；肝肾不足，血海空虚；或气滞血瘀、阳虚寒凝，痰湿阻滞，胞脉不通所致。

（3）经色、经质异常　指月经的颜色与质地发生异常改变。经色淡红质稀，多属气虚或血少不荣；经色深红质稠，多属血热内炽；经色紫黯，夹有血块，小腹冷痛者，多属寒凝血瘀。

（4）痛经　指在行经期或行经前后，出现周期性小腹疼痛，或痛引腰骶，甚至剧痛难忍。

若经前或经期小腹胀痛或刺痛，多属气滞或血瘀；经期小腹冷痛，得温痛减者，多属寒凝或阳虚；经期或经后小腹隐痛，多属气血两虚，肾精不足，胞脉失养所致。

2.**带下**　带下指妇女阴道内的少量无色透明、无臭的分泌物，具有润泽阴道、防御外邪入侵的作用，称为生理性带下。若带下量过多，淋漓不断，或伴有颜色、质地、气味等异常改变者，即为病理性带下。问带下应注意询问带下量的多少、色质和气味等情况。

四、切诊

切诊包括脉诊和按诊。脉诊亦名切脉，是医生用手指切按病人特定部位的脉搏，感知脉动应指的形态，以了解病情、辨别病证的一种诊察方法。按诊是医生用手直接触摸或按压病人某些部位，以了解局部冷热、润燥、软硬、压痛、肿块或其他异常变化，从而推断疾病部位、性质和病情轻重等情况的一种诊察方法。

（一）正常脉象的特点

正常脉象的形态是：寸关尺三部皆有脉，不浮不沉，不快不慢，一息四五至，不大不小，从容和缓，柔和有力，节律一致，尺脉沉取有一定力量，并随生理活动和气候环境等不同而有相应的正常变化。

（二）病理脉象

疾病反映于脉象的变化，叫病理脉象，简称病脉。一般而言，除了正常生理变化范围以及个人生理特异之外的脉象，均属病脉。

1.**浮脉**　举之有余，按之不足。主表证，亦主虚证。生理性浮脉可见于体瘦、脉位表浅者。夏秋之时阳气升浮，脉象亦可微浮。

2.**沉脉**　轻取不应，重按始得。有力为里实，无力为里虚。生理性沉脉可见于体胖、脉位深沉者。冬季气血收敛，脉象亦可偏沉。

3.**迟脉**　脉来迟慢，一息不足四至。主寒证。有力为实寒，无力为虚寒。生理性迟脉可见于久经锻炼的运动员，以及体力劳动者。正常人睡眠时，也可出现生理性迟脉。

4.**数脉**　脉来急促，一息五六至。主热证。有力为实热，无力为虚热。生理性数脉可见于婴幼儿和儿童，且年龄越小，脉搏越快。正常人运动和情绪激动时，亦可见数脉。

5.**虚脉**　三部脉举之无力，按之空虚。主虚证。

6.**实脉**　三部脉举按均有力。主实证。

7.**洪脉**　脉来浮大，充实有力，状若波涛汹涌，来盛去衰。主气分热盛。生理性洪脉可见于夏季，夏令阳气兴盛，肤表开泄，故脉象稍显洪大。

8.**细脉**　脉细如线，但应指明显。主气血两虚，诸虚劳损。又主湿证。生理性细脉可见于冬季，因寒性收缩，故脉象略见沉细。正常人两手六部脉均细小，称为六阴脉，是气血调和的表现。

9.**滑脉**　往来流利，如珠走盘，应指圆滑。主痰饮、食滞、实热。生理性滑脉见于妊娠妇女，是气血充盛而调和的表现。青壮年脉滑而冲和，是营卫充实之象。

10.**弦脉**　端直以长，如按琴弦。主肝胆病、诸痛、痰饮、疟疾。生理性弦脉见于春季，外应生发之气，脉象微弦而柔和。老年人阴血渐亏，血脉失于濡润而渐失柔和之性，亦可见弦脉。

NOTE

11. 涩脉   脉细而缓，往来艰涩不畅，如轻刀刮竹。主精伤血少、气滞血瘀、痰食内停。

12. 濡脉   浮而细软，重按不显，如絮浮水。主虚证，又主湿。

13. 紧脉   脉来紧张，状如牵绳转索。主寒证、痛证、宿食。寒邪侵袭人体，寒性收引凝滞，以致脉道紧束而拘急，故见紧脉。寒邪在表，其脉浮紧；寒邪在里，其脉沉紧。疼痛、食积之紧脉，亦为气机失和、脉气受阻所致。

14. 结脉   脉来缓慢，时有一止，止无定数。主阴盛气结，寒痰血瘀，亦主气血虚衰。

15. 代脉   脉来时有歇止，止有定数，良久方来。主脏气衰微，亦主痛证、痹病、七情惊恐、跌打损伤。

16. 促脉   脉来数而时有一止，止无定数。主阳盛实热、气滞血瘀、痰食停滞，亦主脏气衰败。

（三）脉诊的意义

脉诊是中医临床不可缺少的诊察方法。脉诊之所以重要，是由于脉象能传递机体各部分的生理病理信息，是窥视体内功能变化的窗口，可为诊断疾病提供重要依据。

（四）按诊的内容

按诊的运用范围很广，涉及全身各部位，临床常用的有按胸胁、按脘腹、按肌肤、按手足、按腧穴等。

1. 按胸胁   指根据病情需要，有目的地对前胸和胁肋部进行触、摸、按、叩，以了解局部及内脏的病变。

胸胁即前胸、侧胸及胁下部的统称。前胸即缺盆（锁骨上窝）至横膈以上。侧胸部又称胁部，即胸部两侧，由腋下至十一、十二肋骨端的区域。胁下指侧胸下方、胃脘部两侧的部位。胸内藏心肺，包含虚里、乳房；胁内居肝胆，两胁下均为肝胆经脉所循。因此，按胸胁主要用以诊察心、肺、肝、胆、乳房等脏腑组织的病变。

（1）**胸部按诊**   可了解心、肺、虚里及乳房病变的情况。若前胸高起，叩之膨膨然，其音清者，多为肺胀；按之胸痛，叩之音实者，多为饮停胸膈或痰热壅肺；胸部外伤则见局部青紫肿胀，痛而拒按，提示气滞血瘀。

（2）**乳房按诊**   可重点了解乳癖、乳核、乳癌等病变。妇女乳房有肿块，边界不清，大小不一，质地不硬，活动度好，伴有疼痛，发展缓慢者，多为乳癖；乳房有形如鸡卵的硬结肿块，边界清楚，表面光滑，推之活动而不痛者，多为乳核；乳房肿块迅速增大，质硬，形状不规则，高低不平，边界不清，腋窝多可扪及肿块，应考虑乳癌的可能。

（3）**虚里按诊**   虚里位于左乳下第四、五肋间，乳头下稍内侧，即心尖冲动处，为诸脉之所宗。按虚里可测知宗气之强弱、疾病之虚实、预后之吉凶。按虚里时，注意诊察搏动范围、动气的强弱、至数和聚散等。

（4）**胁部按诊**   胁部为厥阴、少阳经脉所过之处，按胁肋主要了解肝胆病变。正常情况下，两胁对称，胁下按之平软，叩按无痛。如胁痛喜按，多为肝虚；刺痛拒按，或胁下肿块，多为肝血瘀；右胁下肿块，质地坚硬，按之表面凹凸不平者，应考虑肝癌；右胁胀痛，摸之有热感，手不可按者，多为胆胀或肝痈；患疟疾后左胁下触及痞块，按之硬者为疟母。

2. 按脘腹   通过对脘腹的触、摸、按、叩，了解其凉热、软硬、胀满、肿块、压痛以及脏器等情况，从而推断有关脏腑的病变及证候的性质。

（1）脘腹分区及所候 膈以下统称腹部。脘腹部大体分为心下、胃脘、大腹、小腹、少腹等区域。剑突的下方，称为心下；心下至上腹部，称胃脘部；脐以上的部位称大腹；脐周部位称为脐腹；脐下至耻骨上缘为小腹；小腹两侧称为少腹。按腹部主要诊断肝、胆、脾胃、肾、小肠、大肠、膀胱、胞宫等脏腑组织的病变。

（2）脘腹按诊的方法 按照所诊脏腑的不同，首先根据脘腹分区确定诊区目标。病人通常采取仰卧位或侧卧位，无论采取何种体位，按诊皆应由浅入深，由轻而重，指力适中。边按边询问，边观察病人表情，注意了解局部的凉热、软硬、胀满、肿块、压痛、压痛程度等情况，以此来推测有关脏腑的病变及证之寒热虚实。

（3）脘腹按诊的内容 正常情况下，脘腹按之柔软，张力适度，除大肠（结肠）、膀胱（充盈时）按诊可触及外，其他脏器不能触及。一般脘腹喜按者属虚，拒按者属实；按之肌肤凉而喜暖者属寒，灼热喜冷者属热。若脘腹有肿块，推之可移，痛无定处，聚散不定者，为瘕聚，病属气分；推之不移，痛有定处者，为癥积，病属血分。肿块形态不规则，表面不光滑者属重证；坚硬如石者为恶候；肿块生长迅速者往往预后不良。

3.按肌肤 按肌肤指医生用手触摸某些部位的肌肤，从肌肤的寒热、润燥、滑涩、疼痛、肿胀、疮疡等，分析疾病的寒热虚实及气血阴阳的盛衰。

（1）按肌肤的方法 按肌肤可根据病变部位的不同，选择适宜体位，以充分暴露按诊部位为原则，医生位于病人右侧，右手自然并拢，掌面平贴肌肤轻轻滑动，以诊肌肤的寒热、润燥、滑涩，有无皮疹、结节、肿胀、疼痛等。

（2）按肌肤的内容

1）诊寒热 凡肌肤寒冷，多为阳气衰少；肌肤灼热，多为阳热炽盛。若肌肤寒冷而大汗淋漓，脉微欲绝者，为亡阳之征；四肢肌肤尚温而汗出如油，脉躁疾无力者，为亡阴之象。身热初按热甚，久按转轻者，为热在表；久按热愈甚者，为热在里。身灼热而肢厥者，属阳盛格阴之真热假寒证。

局部病变还可以通过按肌肤之寒热辨证之阴阳。如皮肤不热，红肿不明显者，多为阴证；皮肤灼热而红肿疼痛者，多为阳证。

2）诊润燥滑涩 一般皮肤干燥者，尚未出汗；湿润者，身已出汗；干瘪者，为津液不足。新病皮肤滑润而有光泽，为气血充盛、津液未伤；久病肌肤粗糙而枯涩者，多为气血亏虚，津液不足；肌肤甲错者，多为瘀血日久，血虚失荣所致。

3）按肿胀 用手重按压肌肤肿胀程度，以辨别水肿和气肿。按之凹陷，不能即起者为水肿；按之凹陷，举手即起者为气肿。

4）诊疮疡 触按疮疡局部的软硬、凉热，可判断病证之阴阳寒热及是否成脓。凡痈疮按之肿硬而不热，根盘平塌漫肿者，为阴证；按之高肿灼手，根盘紧束者，为阳证。按之紧硬而热不甚者，为无脓；按之边硬顶软而热甚者，为有脓。轻按即痛者，为脓在浅表；重按方痛者，为脓在深部。按之陷而不起者，为脓未成；按之有波动感者，为脓已成。

4.按手足 按手足指通过触摸病人手足部位的冷热程度，以诊察病情的寒热虚实及表里顺逆。正常情况下，手足一般是湿润的。凡手足俱热者，多为阳盛热炽，属热证；手足俱冷者，多为阳虚寒盛，属寒证。热证见手足热者，属顺候；反见手足逆冷者，属逆候，多为阳盛格阴而形成的阳厥证，提示病情严重。此外，手足心与手足背比较，手足背热甚者，多属外感发热，手足心热甚者，多为内伤发热。手心热与额上热比较，额上热甚于手心热者为表热，手心热甚于额上热者为里热。

5. 按腧穴　按腧穴指按压身体上某些特定穴位，通过穴位的变化和反应来判断内脏的某些疾病。腧穴是脏腑经络之气转输之处，是内脏病变在体表的反应点。按腧穴要注意发现穴位上是否有结节或条索状物，有无压痛或其他敏感反应，然后结合其他四诊资料综合分析判断内脏疾病。如在肺俞穴摸到结节，或按中府穴有压痛，提示为肺病；按上巨虚穴有明显压痛，提示为肠痈。

思考题

1. 中医健康状态信息采集"四诊技术"的内容是什么？
2. 中医健康状态信息采集中"望神"的含义是什么？
3. 简述中医健康状态信息采集中脉诊的意义。

第二节　中医健康状态的评估

状态是系统科学常用的概念之一，指系统中可观察和识别的状况、态势和特征等。状态通过信息表现出来，状态量的描述具有多样性。中医关于健康状态评估的理论最早源于《黄帝内经》，《素问·阴阳应象大论》指出："善诊者，察色按脉，先别阴阳。"通过中医健康状态评估，能够详细地了解人体健康状态，从而实施有针对性的中医健康管理。中医健康状态评估通过中医健康状态辨识和中医体质辨识展开。

一、中医健康状态辨识

（一）中医健康状态的内涵

健康状态指人的生理、心理和社会适应性等都处于完好的状态。健康不仅是躯体没有疾病，还要具备心理健康、社会适应性良好和道德健康。健康的人，既要有健康的身体，还应有健康的心理和行为。只有当人的身体、心理、社会适应性和道德都处在一个良好状态时，才是真正的健康。目前对于中医健康状态的研究尚处于起步阶段，中医健康状态的概念尚不统一。中医学的"健康"是指在精神、意识、思维活动正常的前提下，保持机体内部功能活动的稳态、协调和生化有序，且与外在的自然环境、社会环境相适应的一种生命活动状态。

（二）中医健康状态的分类与特点

中医健康状态由神的健康状态、脏腑调和的健康状态、经络和畅的健康状态、气血调和的健康状态四个方面构成。从这四个方面对健康状态进行研究，将为建立多层次、多维度的中医健康辨识方法和评估方法奠定基础。

1. 神的健康状态　神是人体生命现象的总称。中医学理论认为，人体是形与神的统一体，人体正常的生命活动是形与神相协调的结果，神的健康状态在于神的内守与恬惔。神的物质基础是精,《灵枢·本神》指出:"故生之来谓之精,两精相搏谓之神。"神在人身,居首要地位,神充则身强,神衰则身弱,神存则生,神去则死。神的健康状态,在生理上可表现为两目灵活、明亮有神,面色荣润、含蓄不露,肌肉不削,反应灵敏等状态;在心理上则表现为神志清晰,表情自然,心情愉悦等状态。

2. 脏腑调和的健康状态　脏腑间的关系,是表里相合的关系。脏主藏精,腑主化物。五脏为阴,六腑为阳。阳者主表,阴者主里。脏与腑,阴与阳,表与里,相互配合,谓之脏腑表里相合,是保持人体健康状态的基础。中医学的脏腑学说,可通过观察人体外部征象来研究内脏活动规律及其相互关系。《灵枢·天年》曰:"五脏坚固,血脉和调,肌肉解利,皮肤致密,营卫之行,不失其常,呼吸微徐,气以度行,六腑化谷,津液布扬,各如其常,故能长久。"五脏坚固,则血脉、肌肉、皮肤等各方面都健康,表现为"血脉和调""肌肉解利""皮肤致密"等。五脏是身体强健的根本,躯体的活动状态反映了相应脏腑的健康状态,如《素问·脉要精微论》中的论述:"夫五脏者,身之强也。头者,精明之府,头倾视深,精神将夺……腰者,肾之府,转摇不能,肾将惫矣;膝者,筋之府,屈伸不能,行则偻附,筋将惫矣;骨者,髓之府,不能久立,行则振掉,骨将惫矣。得强则生,失强则死。"

3. 经络和畅的健康状态　经络是人体内运行气血的通路,是沟通表里上下,联系脏腑器官的独特系统。《灵枢·本脏》说:"经脉者,所以行血气而营阴阳,濡筋骨,利关节者也。"气血所以能够通达全身发挥作用,必须通过经络的传输。《灵枢·海论》云:"夫十二经脉者,内属于脏腑,外络于肢节。"通过经络的联系,人体的五脏六腑、四肢百骸、五官九窍、皮肉脉筋骨等共同进行着有机的整体活动,使机体内外上下保持着统一和协调。《灵枢·经脉》云:"经脉者,所以能决死生,处百病,调虚实,不可不通。"经络和畅与否反映人体健康的状态,正如《灵枢·寿夭刚柔》所说:"血气经络胜形则寿,不胜形则夭。"

4. 气血调和的健康状态　中医还以气机升降出入有序和气血调和阐释健康状态。气是构成人体、维持人体生命活动的最基本物质。气的运动称为气机,升降出入是气机运动的基本形式,是人体生命活动的根本,《素问·六微旨大论》曰:"故非出入,则无以生长壮老已;非升降,则无以生长化收藏。"气机升降出入失常,机体就会出现各种病理变化。血含有人体需要的丰富营养物质,循环运行于脉中,有营养、滋润和维持生命活动的作用。人体的五脏六腑、皮毛筋骨都必须在血液运行不息的状态下,才能得到充分的营养,才能维持其功能。《素问·五脏生成论》云:"肝受血而能视,足受血而能步,掌受血而能握,指受血而能摄。"气和血同来源于水谷,是由后天脾胃消化吸收的水谷精微所化生。气和血在生理与病理上有着密切的关系,《血证论·吐血》载:"气为血之帅,血随之而运行;血为气之守,气得之而静谧。气结则血凝,气虚则血脱,气迫则血走。"故只有气血调和,人才能达到健康的状态,《灵枢·天年》指出:"血气已和,荣卫已通,五脏已成,神气舍心,魂魄毕具,乃成为人。"

(三) 中医健康状态的辨识与测量

中医健康状态辨识以中医整体观、阴阳平衡观及"司外揣内"理论为指导,形成了以下中医健康状态辨识指标。

1. 形体健壮　胖瘦适中,各部组织匀称,形体健壮,皮肤润泽,筋强力壮,是脏腑气血功能旺盛的表现。

2. 面色红润　面色是五脏精微之外荣。面色红黄隐隐、明润含蓄是五脏气血旺盛的表现。

3. 舌态正常　舌淡红，苔薄白，苔质干燥适中，舌体柔软灵活，是人体脏腑功能正常、气血津液充盈、胃气旺盛的体现。

4. 脉象徐缓　脉为气血运行之通道，五脏六腑之气均通于血脉。脉象从容和缓、至数分明、节律整齐说明全身气血充盛，虚实和调，阴阳互济。

5. 食欲正常　脾胃为后天之本，气血生化之源，食欲正常是脾胃功能旺盛的表现。

6. 二便畅通　反映人体脏腑功能正常，新陈代谢正常。

7. 呼吸和缓　肺为气之主，肾为气之根。呼吸和缓，从容不迫，是肺气充足，肾气旺盛的表现。

8. 行动自如　人能随意运动而动作协调，体态自然，腰腿灵便，是人体脏腑功能协调、强健的表现。

9. 双目有神　肝开窍于目，五脏六腑之精气注于目。双目有神是肝气充足，五脏六腑精气充足之象。

10. 牙齿坚固　齿为骨之余，肾主骨，肾气充足则牙齿坚固。

11. 双耳聪敏　肾开窍于耳，手足少阳经分布于耳，耳为宗脉之所聚。双耳听力下降、耳鸣提示脏腑精气衰退。

12. 须发润泽　发之营养来源于血，故发有"血余"之称，发之生机根源于肾气，故发为肾之外华。须发润泽反映全身气血充盛、肾精充足。

13. 精神愉悦　七情调和，无剧烈的情志波动，心情舒畅，精神愉悦，说明五脏之气平衡协调，人体的气化功能正常。

14. 记忆良好　脑为髓之海，肾能生髓。记忆良好说明肾气足，脑髓充盈。

15. 适应性强　人际关系良好，与他人和谐共处，遵守社会公德，能够适应复杂的社会变化，是心智完善的表现。

二、中医体质辨识

（一）中医体质辨识与分类

体质是指人类个体生命过程中，在先天禀赋和后天获得的基础上所形成的表现在形态结构、生理机能和心理活动上综合的相对稳定的固有特性，它是人群在生理共性的基础上不同个体所具有的生理特殊性。中医学对人体体质的分类经历了不同的阶段，各个历史时期有着不同的分类方法和认识，最早见于《黄帝内经》，基本成熟于明清时代，现代对中医体质学说的研究，兴起于 20 世纪 70 年代，随着近年不断的深入研究，在中医体质分类标准研究中取得了一定的成果，其中最有代表性的是王琦等学者根据对中国人体质特征的分析，将体质分为 9 种基本类型：平和质、气虚质、阳虚质、阴虚质、痰湿质、湿热质、气郁质、血瘀质、特禀质。除平和质外的 8 种体质类型均为偏颇体质。匡调元等将体质分为正常质、晦涩质、腻滞质、燥红质、迟冷质、倦㿠质 6 大类，其中后 5 类为病理性体质。何裕民将人群体质分为失调质、协调质、紧张质、虚弱质。其中失调质又分为郁滞质和内热质，虚弱质又分为气虚质、阳虚质、精亏质、津亏质，且郁滞质又有肝郁质、痰湿质及瘀阻质之分，气虚质也有肺气虚、脾气虚及心气血虚之分。

中医体质辨识以中医体质分类为基础，以人的体质为认知对象，从体质状态及不同体质分类的特性，把握其健康与疾病的整体要素与个体差异，制定防治原则，选择相应的治疗、预防、养生方法，从而进行"因人制宜"的干预措施。王琦的九分法被中医学者广泛引用。故本部分知识将基于王琦的九分法进行体质辨识。

（二）中医体质辨识在健康管理中的作用

体质是健康状态的背景和重要基础，正常体质表现为健康状态，病理体质表现为亚健康状态。从健康到亚健康再到疾病的根本原因在于体质的改变。各种偏颇体质是健康状态重要的影响因素，也是疾病发生、发展与转归的内在因素。通过中医体质辨识，可以更加全面地了解其健康状况，预测其未来发病风险及疾病的预后等；通过体质调护，可以有效调整偏颇体质，改善个体健康状况，实现健康管理的目标。

1. 中医体质辨识是体质健康管理的核心环节　健康管理的主要内容是通过健康信息采集、健康评估、个性化追踪监管方案、健康干预等手段持续加以改善的过程和方法，促使人们建立新的行为和生活方式，达到促进个体或群体健康水平的目的。中医体质健康管理是由收集体质健康信息、辨识体质类型、实施体质调护、评价体质调护效果等环节组成的一个长期的、连续不断的、动态循环的服务流程，其中最核心的环节是体质辨识。为了使体质健康管理流程中最为核心的体质辨识方法科学、规范、实用性强，研究人员开发了《中医体质量表》，制定了《中医体质分类与判定》标准，为体质辨识提供了标准化的测评工具。

2. 中医体质辨识是制定健康干预计划的依据　改善个体的健康状况，实现健康管理目标，需要在科学辨识体质类型的基础上制订个性化的健康干预计划。因此，根据体质辨识的结果及相关影响因素的分析，针对个体的体质特征，制订干预计划，通过合理的精神调摄、饮食调养、起居调护、运动健身、经络调理、药物调治及四季保养等调护措施，使体质偏颇得以纠正，从而改善健康状况，是体质健康管理的目的。

3. 中医体质辨识是实施体质三级预防的依据　预防，就是采取一定的措施，防止疾病的发生与发展。中医学在防病治病上的一个重要思想，就是"治未病"。通过中医体质辨识，可以未病养生，防病于先；欲病救萌，防微杜渐；已病早治，防其传变；瘥后调摄，防其复发等。

4. 中医体质辨识应用于健康管理，创新健康管理新模式　随着医学模式和健康观念的转变，当今医学已从疾病医学转向健康医学，人们健康保健意识的不断提高，前往健康管理中心运用体检来了解自身健康状况受到广泛重视。将中医体质辨识应用于健康管理，是一种新的健康管理理念，是具有中国特色的健康管理方法，同时能有效弥补西医健康状态信息采集的不足。根据《中医体质分类与判定》标准，结合中医四诊技术不仅可以从整体上了解个体的健康状况，对其形体结构、生理功能、心理活动等有较全面的认识，做出有效的健康评估，同时建立在体质辨识基础上的健康管理具有针对性、实用性、有效性和可操作性等特点，值得学习与推广。

（三）中医体质辨识的原则和内容

1. 中医体质辨识的原则　人是一个有机的整体，因此在对个体进行体质辨识时应遵循从整体观念出发，全面审查其神、形、色、态、舌、脉等体征及性格、饮食、二便等情况，结合中医临床的辨证论治原则进行综合分析。即遵循整体性、形神结合、舌脉合参等原则。

2. 中医体质辨识的内容　体质是指表现为形态结构、生理功能和心理状态几个方面相对稳定的特性，一定的形态结构必然表现为一定的生理功能，而伴随的形态结构、生理功能的变化，又会产生一定的心理过程和个性心理特征。因此体质的辨识应综合形态结构、生理功能和心理特征三个方面，只有全面概括了构成体质的基本要素，才能够深刻把握个体生命的本质特征，从而对个体体质做出准确的判断。如痰湿体质的人，形态表现为体形肥胖、腹部肥满松软；生理上多见皮肤出油较多、多汗、汗黏、眼睑轻微水肿、容易困倦、对梅雨季节和潮湿环境适应能力较差等；心理特点以温和稳重多见。

（四）9种基本中医体质类型的辨识

辨析体质类型，主要是根据个体在形态结构、生理功能及心理活动3个方面的特征，经过综合分析，将其归为不同体质类型的思维与实践过程。

1. 平和质（A型）

定义：先天禀赋良好，后天调养得当，阴阳气血调和，以体态适中，面色红润，精力充沛，脏腑功能状态强健壮实为主要特征的一种体质状态。

特征：①形体特征：体形匀称、健壮。②心理特征：性格随和、开朗。③常见表现：体态适中、面色红润、精力充沛、睡眠安和、胃纳佳、二便正常，舌色淡红、苔薄白，脉和有神。④对外界环境适应能力：对自然环境和社会环境适应能力较强。⑤发病倾向：平素患病较少。

2. 阳虚质（B型）

定义：由于阳气不足，失于温煦，以形寒肢冷等虚寒现象为主要特征的体质状态。

特征：①形体特征：肌肉松软，不实。②心理特征：性格多沉静、内向。③常见表现：平素畏冷，手足不温，喜热饮食，大便溏薄，小便清长，舌淡胖嫩，脉沉迟。④对外界环境适应能力：耐夏不耐冬，易感风、寒、湿邪。⑤发病倾向：易患痰饮、肿胀、泄泻等病；感邪易从寒化。

3. 阴虚质（C型）

定义：由于体内津液精血等阴液亏少，以阴虚内热等表现为主要特征的体质状态。

特征：①形体特征：形体偏瘦。②心理特征：性情急躁，外向好动，活泼。③常见表现：口燥咽干，喜冷饮，面色潮红，手足心热，大便干燥，舌红少津，脉细数。④对外界环境适应能力：耐冬不耐夏，不耐受暑、热、燥邪。⑤发病倾向：易患疲劳、失精、不寐等病，感邪易从热化。

4. 气虚质（D型）

定义：由于一身之气不足，以气息低弱、脏腑功能状态低下为主要特征的体质状态。

特征：①形体特征：肌肉松软不实。②心理特征：性格内向，不喜冒险。③常见表现：平时气短懒言，容易疲劳，精神不振，易出汗，舌淡红，舌体胖大，边有齿痕，脉象虚缓。④对外界环境适应能力：不耐受风、寒、暑、湿邪。⑤发病倾向：易患感冒、内脏下垂病，病后康复缓慢。

5. 痰湿质（E型）

定义：由于水液内停而痰湿凝聚，以黏滞重浊为主要特征的体质状态。

特征：①形体特征：形体肥胖，腹部肥满松软。②心理特征：性格偏温和、稳重，多善于忍耐。③常见表现：皮肤油脂较多，多汗且黏，胸闷，痰多，口黏或甜，舌苔白腻，脉滑。④对外界环境适应能力：对梅雨季节及湿重环境适应能力差。⑤发病倾向：易患消渴、中风、胸痹等病。

6. 湿热质（F型）

定义：以湿热内蕴为主要特征的体质状态。

特征：①形体特征：形体中等或偏瘦。②心理特征：容易心烦急躁。③常见表现：鼻部油腻或油光发亮，易生痤疮或疥疮，口苦或嘴里有异味，皮肤易瘙痒，大便黏滞不爽，小便短赤，舌质偏红，苔黄腻，脉濡数。④对外界环境适应能力：对夏末秋初湿热气候，湿重或气温偏高环境较难适应。⑤发病倾向：易患疮疖、黄疸、热淋等病。

7. 血瘀质（G型）

定义：是指体内有血液运行不畅的潜在倾向或瘀血内阻的病理基础，从而引起脏腑组织的血液循环障碍，并表现出一系列的外在征象的体质状态。

特征：①形体特征：胖瘦均见。②心理特征：易烦、健忘。③常见表现：平素面色晦暗，易出现褐斑，易出现黑眼圈，胸闷胸痛，女性可出现痛经、闭经或经血紫黑有块，舌质黯，有瘀点或片状瘀斑，舌下静脉曲张，脉象细涩或结代。④对外界环境适应能力：不耐受寒邪。⑤发病倾向：易患癥瘕及痛证、血证等。

8. 气郁质（H型）

定义：由于长期情志不畅、气机郁滞而形成的以性格内向不稳定、忧郁脆弱、敏感多疑为主要表现的体质状态。

特征：①形体特征：形体瘦者为多。②心理特征：性格内向不稳定、敏感多虑。③常见表现：胸胁胀满，心烦，爱生闷气，常感闷闷不乐，情绪低沉，易紧张焦虑不安，易多愁善感，肋部乳房胀痛，咽部有异物感，舌红，苔薄白，脉弦。④对外界环境适应能力：对精神刺激适应能力较差，不适应阴雨天气。⑤发病倾向：易患脏躁、梅核气、百合病及郁证等。

9. 特禀质（I型）

定义：是在禀赋遗传基础上形成的一种特异体质，在外在因素的作用下，生理机能和自我调适力低下，反应性增强，其敏感倾向表现为对不同过敏原的亲和性和反应性呈现个体体质的差异性和家族聚集的倾向性。

特征：①形体特征：过敏体质者一般无特殊，先天禀赋异常者或有畸形，或有生理缺陷。②心理特征：随禀质不同情况各异。③常见表现：没有感冒时也会打喷嚏，没有感冒时也会鼻塞，流鼻涕，因季节变化、异味原因而咳喘，容易过敏（对药物、食物或花粉），皮肤易起荨麻疹，皮肤因过敏出现紫癜，皮肤一抓就红，易出现搔痕。④对外界环境适应能力：适应能力差，如过敏体质者对易致过敏季节适应能力差，易引发宿疾。⑤发病倾向：过敏体质者易患哮喘、荨麻疹、花粉症或药物过敏等；遗传性疾病如血友病、先天愚型等；胎传性疾病如五迟、五软、解颅、胎惊等。

思考题

1. 如何理解中医体质辨识与健康管理的关系？

2. 请简述中医健康状态可分为哪几类？

NOTE

第三节　亚健康状态的评估

亚健康状态是一种人体生命活力和功能的异常状态，不仅表现在生理功能或代谢功能的异常，也包含了心理状态的不适应和社会适应能力的异常，其最大的特点是尚无确切的病变客观指征，但却有明显的临床症状，因此做好亚健康状态的评估尤为重要，本节将从亚健康状态的分类、临床表现及测评等方面进行阐述。

一、亚健康状态的分类、临床表现

（一）亚健康的概念

20 世纪 80 年代中期，苏联学者 N. 布赫曼（Berkman）首次提出人体除健康（第一状态）、疾病（第二状态）两种状态外，生活中有许多人存在着一种似健康非健康、似病非病的中间状态，被称为"第三状态"，即亚健康。后来国内学者王育学于 20 世纪 90 年代中提出了"亚健康状态"这一名称。亚健康状态也被视为灰色状态、亚临床状态、病前状态等。迄今，亚健康状态尚无公认统一的概念，国内采用较多的概念为："人的身心处于疾病与健康之间的一种健康低质状态。"是机体虽无明确的疾病，但在躯体上、心理上出现种种不适应的感觉和症状，从而呈现活力和对外界适应力降低的一种生理状态。

亚健康状态是机体在无器质性病变情况下发生一些功能性改变，是处于疾病与健康之间的一种中间状态，既是一种动态过程，又是一个独立的阶段。多数情况下健康、亚健康、疾病是一个不间断的连续动态发展、互相转化的过程，但亚健康如何与疾病及健康状态进行界定，其主要的特征是什么，在时间上如何限定，其转归如何，目前尚无统一的界定方法。虽然如此，加强亚健康概念和内涵的研究，对于提高人群健康意识和防治水平显得十分重要和迫切。

（二）亚健康的分类及临床表现

亚健康状态是机体在无器质性病变情况下发生的一些功能性改变。因其主诉症状多种多样且不固定，目前众多学者对亚健康的分类认识不一。

1. 根据亚健康状态的症状表现分类　以 WHO 四位一体的健康新概念为依据，亚健康可分为躯体亚健康、心理亚健康、社会交往亚健康和道德亚健康。

（1）躯体亚健康　躯体亚健康症状主要表现在身体、头颅、躯干、四肢及内脏的不适。包括倦怠乏力、头晕头痛、双目干涩、鼻塞咽痛、耳鸣肢麻、颈肩僵硬、腰背疼痛、手足发凉、心悸气促、胸闷腹胀、掌腋多汗、口舌溃疡、便秘尿频、肥胖、性欲减低、易晕车船、月经紊乱。其主要表现是难以恢复的持续疲劳，睡眠障碍（失眠、多梦易醒等），血管神经性头痛及周身不适，妨碍生活、学习、工作，损害健康甚至诱发猝死。故又分以下亚型：

①疲劳性亚健康：以持续 3 个月以上的疲劳无力为主要表现，并排除一切可能导致疲劳的疾病（如病毒性肝炎、肿瘤、糖尿病、重症抑郁等）。

②睡眠失调性亚健康：以持续 3 个月以上的失眠（入睡困难，或多梦、易惊醒，或睡眠不实，或早醒、醒后难以入睡等），或嗜睡，晨起时有明显的不快感，或不解乏的睡眠为主要表现，并排除可能导致睡眠紊乱的各种疾病（重症抑郁、睡眠呼吸暂停综合征、发作性睡眠

病等）。

③疼痛性亚健康：以持续 3 个月以上的各种疼痛为主要表现，并排除可能导致疼痛的各种疾病。头痛，多为全头部或额部、颞部、枕部的慢性持续性的钝痛、胀痛、压迫感、紧箍感，属于肌紧张性头痛，伴有头昏或眩晕。其他部位疼痛，如咽喉痛、肩颈部僵硬疼痛、背痛腰酸、肌肉酸痛、关节疼痛等。

④其他症状性亚健康：以持续 3 个月以上的其他任何症状为主要表现，并排除可能导致这些症状的各种疾病。以上各类型的症状如果同时出现，以最为严重者作为归类依据。

（2）心理亚健康　心理亚健康症状主要表现为心因性不适和情绪方面的变异。如抑郁寡欢、紧张焦虑、对周围事物缺乏兴趣、精神不振、烦躁易怒、记忆力减退等。个体因各种矛盾和冲突，而导致的心理压力过大、情绪压抑与心理冲突，从而引起自主神经系统、内分泌系统和免疫系统的一系列变化。最为常见的心理亚健康类型有：

①焦虑性亚健康：持续 3 个月以上的焦虑情绪，并且不满足焦虑症的诊断标准。焦虑情绪是一种缺乏具体指向的心理紧张和不愉快的情绪，主要表现为精神焦虑不安、急躁易怒、恐慌，可伴有失眠、噩梦及血压增高、心率增快、口干、多汗、肌肉紧张、手抖、尿频、腹泻等自主神经症状，也可因这些躯体不适而产生疑病和忧郁。

②抑郁性亚健康：持续 3 个月以上的抑郁情绪，并且不满足抑郁症的诊断标准。抑郁情绪是一种消极情绪，主要表现为情绪低落、抑郁寡欢、兴趣减低、悲观、冷漠、自我感觉很差和自责，还可有失眠、食欲和性欲减低、记忆力下降、体重下降、兴趣丧失、缺乏活力等，甚至产生自杀欲念。

③恐惧或嫉妒性亚健康：持续 3 个月以上的恐惧情绪，并且不满足恐惧症的诊断标准。主要表现为恐惧胆怯等不良情绪，还有妒忌、神经质、疑病、精神不振、记忆力减退、注意力不集中、失眠、健忘、反应迟钝、想象力贫乏、情绪易激动、爱钻牛角尖、过于在乎别人对自己的评价等。

④记忆力下降性亚健康：以持续 3 个月以上的近期记忆力下降，或不能集中注意力做事情为主要表现，且排除器质性疾病或非器质性精神类疾病者。

（3）社会交往亚健康　社交亚健康症状是指与人交往方面存在障碍，如不良的心态、性格和思维方法。以持续 3 个月以上的人际交往频率减低或人际关系紧张等社会适应能力下降为主要表现。如过分的孤独、恐惧、自卑、自闭、冷漠、傲慢、虚荣等。常见意志脆弱、自怨自艾、无端猜疑等表现出某些不合群的偏离行为。社会交往亚健康可分为：

①青少年社会交往亚健康：因家庭教养方式不良及个人心理发育等因素，导致社会适应困难，一旦离开家庭，独立生活能力差，难以适应新的生活环境，处理不好各种人际关系，从而阻碍了有益的信息交流，导致情绪压抑、苦闷烦恼。

②成年人社会交往亚健康：因承担角色的不同需要面对的问题有许多，如工作环境变换、复杂的人际关系处理、建立家庭、养育子女、工作压力、知识更新等，一旦不能适应这些问题，就会陷入不良情绪当中。

③老年人社会交往亚健康：退休后生活内容、社会地位的改变，都需要不断地调整行为方式，积极地适应。

（4）道德亚健康　持续 3 个月以上的道德问题，直接导致行为的偏差、失范和越轨，从而使人产生一种内心深处的不安、沮丧和自我评价降低的状态。

由于思维方法不科学、错误选择接受、社会默化、从众、去个性化等心理影响，在某些特定的时空，很多人存在世界观、价值观不利于自己和社会的偏差，表现为道德以及行为的偏差，如运动场上球迷闹事等，既违反了社会伦理、道德规范，又损害了自己的身心，甚至导致违法犯罪。

2. 中医学对亚健康症状的分类　　中医学虽然传统上没有"亚健康"之名，但很早就有"治未病"理论。中医学根据患者的症状表现把亚健康状态分为心脾气虚型、肝火内盛型、脾虚湿盛型、肝郁气滞型等12种。

（1）心脾气虚型　心主神明，脾主运化。心脾气虚易致气机升降失调，清阳不升，心脑失养，常致头晕目眩。面色苍白或萎黄、神疲无力、心悸、慵懒少动、纳少、便溏、不易入睡等一系列症状。盖因忧虑过度、枢机开阖失常所致。

（2）肝火内盛型　肝为刚脏，性喜条达，遇事纷争，易出现肝郁不畅，气机不利。常表现为心情烦躁，焦虑易怒，腹中攻窜作痛，心悸怔忡。而情志不遂，又易气郁化火，内扰神明。

（3）脾虚湿盛型　脾主运化，喜燥恶湿，为人体气血生化之源，后天之本。脾虚则致中气虚弱，湿停中焦，导致腹胀脘闷，食欲不振，胸闷乏力，四肢困倦。

（4）肝肾两虚型　肾藏真阴真阳，为气之根，先天之本；肝主藏血。肝肾两虚常表现为须发早白、牙齿动摇、梦遗滑精、筋骨无力、身体消瘦、带下淋漓、腰酸腿疼，也可致卫气虚弱，腠理不密，易患感冒。

（5）肝郁气滞型　主要表现为心情郁闷，意志消沉，寡言少语或性情急躁，心烦易怒，胸胁苦满，走窜作痛，喜太息，脘闷纳呆，多梦易惊，妇女乳房胀痛、月经不调，舌质黯红或淡红，脉弦。亚健康状态人群中出现抑郁情绪、焦虑情绪、神经衰弱、孤独、恐惧情绪者，大多具有肝郁气滞型特点。

（6）瘀血内阻型　主要表现为躯体刺痛，难以定位，肌肤色黯不华、甲错或失荣，妇女经期后延或见痛经、不孕，舌质紫黯，有瘀斑瘀点，脉细涩。亚健康状态人群中一部分出现头痛、颈肩关节痛者，大多属瘀血内阻型。

（7）阴虚火旺型　主要表现为形体消瘦，潮热多汗，失眠多梦，五心烦热，口干咽燥，小便短赤，大便干燥，颜面颧骨潮红，口唇红赤，男子遗精，女子带下淋漓，舌红少苔，脉细数。亚健康人群中一部分出现阳痿、早泄、遗精、月经不调、梦交者，大多属于阴虚火旺型。

（8）气血亏虚型　主要表现为心慌气短，不耐劳作，倦怠乏力，自汗出，纳呆便溏，食后脘腹胀满，面色萎黄或苍白少华，舌质淡，脉细无力。亚健康状态人群中的慢性疲劳综合征、头晕、健忘、记忆力减退者，大多属于气血亏虚型。

（9）湿热内蕴型　主要表现为胸脘满闷，身重困倦，头重如裹，身热不扬，心烦呕恶，痰黏色黄，小便短赤，大便黏腻不爽，苔黄腻，脉滑数。亚健康状态人群中的一部分出现便秘、腹泻、妇女带下、消化不良者，多属于湿热内蕴型。

（10）痰湿内盛型　主要表现为胸脘满闷，恶心纳差，头昏如蒙，身重困倦，咳嗽咯痰，大便溏泻，舌质淡，苔白厚腻，脉滑或濡。亚健康状态人群中的肥胖、高血压症、女性带下、部分临界高血压、动脉硬化者，属于痰湿内盛型。

（11）脾肾阳虚型　主要表现为身倦乏力，少气懒言，耳目不聪，神疲思睡，腰膝酸软，形寒肢冷，纳差便溏，舌淡苔白，脉沉细弱。亚健康人群中的轻度抑郁情绪、阳痿、女性性冷淡、慢性腹泻、下肢阴冷、四肢厥逆、心悸、心率减慢者，多属于脾肾阳虚型。

（12）心肾不交型　主要由于心火不能下降于肾，肾水不能上济于心，出现心悸、怔忡、心烦、失眠、水肿、口舌生疮、口干咽燥、五心烦热等症，见舌红少苔，脉细数。亚健康状态人群出现失眠、健忘、多梦、遗精、须发早白、脱发、记忆力减退、早泄、性功能异常者，有部分属于心肾不交型。

中医的整体观念和辨证施治在亚健康防治中具有一定的优势。中医对内伤疾病的病因病机的认识与亚健康相似；亚健康人群的许多临床表现都可以用中医的四诊、八纲、脏腑、阴阳表里、卫气营血等理论进行辨证归类、分析、概括、调理。

毋庸置疑，随着亚健康问题成为普遍的健康医学与社会问题，要探寻干预亚健康的合理方法，需要对亚健康状态进行合理分型，从而更加有效地把现代医学与传统医学的精华运用于干预亚健康状态中。

二、亚健康状态评估常用的测评技术和手段

有关亚健康检测的技术、方法与评价标准一直是亚健康研究领域的热点和难点问题。一方面因为亚健康概念提出时间较短，系统研究工作刚刚起步；另一方面，长期以来有关疾病的临床及亚临床检查仪器、设备、技术方法和诊断标准方面的研究十分广泛而深入，而有关健康及亚健康方面的相关研究则非常有限和表浅。

（一）亚健康状态测评与评价的基本原则

1.人体健康检测与评估是亚健康状态测评的前提　只有研究清楚了人体健康的检测与评价标准，并以此作为参照，才有可能对亚健康状态的检测、分析与评价做出科学的结论，因此人体健康检测、预测、预警技术与指标体系是研究人体亚健康状态、评价体系的前提条件。

2.中医四诊和辨证的分类方法是亚健康辨识评估中的重要内容　四诊合参是辨识亚健康状态的重要方法，特别是建立在中医未病学有关潜病态和欲病态基础上的潜在病理信息挖掘提取技术与方法，将对最终建立起有中国特色的亚健康状态测评与评估体系发挥重要的作用。

3.量表和问卷测量是亚健康状态评估中必不可少的方法　由于亚健康状态者多表现为"有症无据"的"潜病""欲病"或疾病前状态，因此主观感受及相关的问卷或调查就成为亚健康状态检测、评估的基础内容和重要方面。有关这方面内容已有较多的国内外研究报告可供参考。

4.现代医学检测技术和设备是亚健康状态检测评估的重要技术支撑　现代医学科学技术的发展与应用，不但为疾病临床和亚临床诊治提供了新的技术支撑和实践保障，而且也为亚健康状态的检测与动态监测提供了科学基础与信息支撑。因此，所有用于疾病早期筛查和亚临床诊断的设备、仪器和技术，同样可以用于亚健康状态的检查与评估。

5.亚健康状态的检查与评估必须体现方法和指标的综合性、系统性和统一性　亚健康状态表现具有多样性、复杂性和非特异性的特点，因此检测方法和技术应该建立在多学科、多途径、多层次的基础上，特别是中西医结合综合优势的发挥是亚健康状态检测和评估的重要前提和特色所在。

（二）亚健康状态评估常用测评技术和手段

作为人体的一种状态，亚健康状态者一般无器质性病变存在，仅是相对于健康和疾病而言。据不完全统计，目前用于亚健康状态检测的技术和方法不下几百种，涉及人体生理、心理、社会适应性、营养与运动、中医未病态及环境等内容，各种方法和技术的侧重点和侧重面不同，所获信息的涵盖面、反应层次、体现状态也不同。现将常用的亚健康检测技术按照传统的检测技术和新建立的检测技术两方面进行简要介绍。

1. 传统的检测技术

（1）常规体液微观筛查技术　体液微观筛查技术也称微医学法，包括对人体体液（血液、尿液、唾液、脑脊液等）中各类组成成分、活动情况、平衡状态等进行微观检查与分析。主要是通过研究人体体液的微型成分的构造、特性、功能及各种微观指标的出现与动态变化，分析其对健康的影响以及对疾病发生与转归的作用和意义，用以评价健康、亚健康状态。目前用于人体健康状态、亚健康状态检测的体液微观筛查技术主要有血液代谢性指标检测、酶学及其他蛋白分析、肾功能检测、心肌酶谱及标志物检测、肿瘤标志物筛查等。

（2）各种功能影像技术　功能影像技术是医学影像技术的进步和作用延伸。医学影像学作为现代医学科学的重要组成部分已从最初单纯的 X 线检查发展到今天包括 X 线透视和摄影，专属性乳腺 X 线摄影、全数字化彩色超声、X 线 CT 及 CT 血管成像（CTA）、数字减影血管造影（DSA）、磁共振成像（MRI）及磁共振血管成像（MRA）、正电子发射计算机断层成像术（PET）、单光子发射计算机断层成像术（SPECT）等。据不完全统计，约 70% 的临床诊断信息和 50% 的健康体检及亚健康测评信息来源于医学图形或功能影像。医学功能影像不但已成为现代临床医学最重要的诊断方法，而且由于功能影像能在活体显示组织器官的解剖、生理、病理等情况，故而也成为基础医学、预防医学及亚临床、亚健康研究的重要手段。

按照是否侵入性操作可以将其分为侵入性功能影像技术和非侵入性功能影像技术。前者包括各种侵入血管、咽喉、气管、肠胃、胆管、输尿管等机体空腔管道的镜检、超声及造影剂显像，后者主要包括体外超声影像、放射影像、核医学影像等。按照不同的成像原则和技术特点，功能影像又可以分为五大类：①超声影像技术；②放射影像检查、正电子发射体层摄影、单光子发射体层摄影；③电子内窥镜；④核医学影像；⑤负荷影像学检查。

（3）问卷评定量表检测　是研究者根据亚健康状态的临床表现，基于亚健康状态的身体、心理、社会交往状态等编制的问卷测试表，以了解被测者的健康状态。目前国际、国内通用的一些评定疲劳、心理、睡眠及生存质量的量表，可以作为亚健康主观症状评定工具。如疲劳程度量表（FSS）、疼痛评估量表（VAS）、焦虑自评量表（SAS）、汉密尔顿抑郁量表（HAMD）、匹兹堡睡眠质量指数（PSQI）、健康状况调查问卷（SF-36）等。

2. 新建立的检测技术

（1）血管健康与心血管病风险检测技术　长期以来，人们对高血压、高胆固醇、高血糖引起的心、脑、肾等重要靶器官损害的研究比较深入和系统，而对血管健康以及由于血管健康受到损害而引发的临床事件知之甚少。随着医学科学技术的进步，血管健康、亚健康、亚临床及心血管病风险的预测、预警方面的研究也取得了长足的进步。目前对于动脉血管健康检测与评价的研究较多，并取得了许多共识，如颈动脉超声检测、血管弹性功能检测、血管内皮功能检测等在血管健康、亚健康评估中的应用。

（2）机体免疫状态检测技术 人的免疫系统健全与否及状态水平直接反映机体抵抗内外致病因子避免疾病的能力和维护健康的能力水平，是目前检测、评价亚健康和潜病未病态、欲病未病态的基本方法和科学手段之一。它主要是通过定性、定量检测机体的细胞免疫、体液免疫状态和功能及免疫复合物等，获取血液、组织和生物体内数百种与免疫有关的极其微量的物质（抗原、抗体、补体、干扰素、糖蛋白、免疫复合物及各种免疫活性因子等）含量，为科学评价亚健康状态提供免疫学信息和依据。如用免疫标记技术可以检测甲状腺、肾上腺、胃壁细胞、胰岛细胞、心脏、卵巢等器官及组织抗体；用免疫电镜对机体免疫缺陷进行筛查，通过对补体 C1～C9 检测，对肾炎、血清病、肿瘤、肝硬化早期或病前状态、某些先天性补体缺乏病进行识别；通过对 T 细胞、B 细胞、NK 细胞的活性分析，可以协助判断人体免疫系统亚健康状态和衰老过程等。

（3）全息分析法 生物全息论认为，人体是一个小宇宙，每一个局部（包括一个器官、一个组织、一个细胞）均从不同侧面反映全局，均是整体性质的一个信息窗或显示屏。因为人体的所有组织细胞均源于同一受精卵，都有着相同的染色体数、相似的基因组及类似的遗传密码，因此每一个局部都是带有整体的全部信息或缩影。中医学通过舌诊、耳诊等方法判断健康、诊断疾病，就是最早用全息思想诊察疾病的典范。同样，整体有病或处于未病、亚健康状态，其信息也可反映在某一局部，这是全息评价预测健康、疾病的基本理论依据。运用全息分析法的技术有多功能超高倍显微镜（MDI）、虹膜全息检查技术和中医舌诊等。

（4）基本体质状况测评技术 基本体质体能测试又称身体素质测试，是指对机体基本活动能力、耐力、储备力和适应能力的测试。亚健康状态者由于其存在与年龄不相称的机体组织结构退化和功能减低、活力下降，多表现为不明原因的身体疲劳或虚弱等。因此通过测试个体或某一群体的基本体质体能，不但可以协助评价身体健康水平和专项身体素质的能力，而且还可以及时发现亚健康状态和评价亚健康综合干预效果。如国民体质检测与健康基本状况监测评价内容包括身体形态与高矮胖瘦测量、基本生理功能测试、平静呼吸运动测量三个主要方面。而对于基本体能测试与特殊身体能力评价时，可以通过监测人体心电图运动负荷试验与心脏功能评定、运动心肺功能试验和无创性左室功能、灌注和代谢试验三种方法。

（5）生物节律与睡眠质量评定 生物节律是指生物体随时间变化的内在活动规律，又称时间医学或时间生物学。通过观察机体生物节律及其活动变化规律不但可以帮助我们了解和掌握机体生命活动的基本特征，而且便于深入研究和掌握人体的健康状况和疾病发生风险，为人体健康等级评定和亚健康状态评估提供依据。

（6）自主神经功能评价方法与亚健康评估 由于至今不能直接测量迷走神经的传导，通过无创技术评价心律变异性（heart rate variability，HRV）就成为广泛应用于间接测量心脏迷走神经的客观定量方法。HRV 的分析方法可以分为传统方法学、床旁和试验负荷条件下的心律反应评价法、现代 HRV 分析法。其中传统的 HRV 分析包括呼吸性窦性心律不齐（RSA）算式评估法和改良的 RSA 公式分析法，这两种方法是测定迷走神经张力的经典分析方法；现代 HRV 分析法的方法学分类有时域分析法、频域分析法、非线性分析法、时频分析法四种。

（7）超高倍显微分析仪检测 其具有高分辨率（可放大两万倍）、多相显示和信息自动存储与分析功能，能在放大两万倍的高分辨率显微镜下观察人体一滴血、一滴尿、一滴脑脊液和一根头发中各种成分含量、分布、细胞形态及亚细胞结构的变化和活动情况，对综合评价机体的健康状况和亚健康状态有一定的价值。如细胞形态学（湿血片）、氧自由基学说和人体全息胚理论（干血片）等方法。

（8）**食物不耐受检测**　食物不耐受是一种复杂的免疫反应。机体免疫系统把进入体内的某种或多种食物当作有害物质，从而针对这些物质产生过度的保护性免疫反应，产生特异性的食物 IgG 抗体。IgG 抗体与食物抗原结合形成免疫复合物，免疫复合物在体内沉积后将会引起机体相应组织器官发生炎症反应。通过对特异性食物 IgG 抗体的检测，可以达到准确判断不耐受食物的目的。食物不耐受可能引发各种各样的症状，其中很多症状属于亚健康的表现范畴。

此外，还有生物体微弱磁场信息检测技术、人体热代谢成像技术（TMI）、人体功能状态快速检索技术（AMSAT）等。

思考题

1. 亚健康的分类有哪些？
2. 如何有效区分焦虑性亚健康与抑郁性亚健康？

第四节　常见慢性疾病状态评估

慢性病是一种长期存在的疾病状态，表现为逐渐的或进行性的组织器官结构病理性改变和功能异常。慢性病已成为全球死亡与疾病负担的主要原因。随着我国医学发展进入新常态，心血管疾病、糖尿病、慢性阻塞性肺疾病（COPD）、恶性肿瘤等重大慢性病已成为威胁人类健康的主要原因。慢性病一般病因复杂、病情多样，给家庭和社会带来沉重的经济负担。中医强调"三分治，七分养"，对于慢性病更应做到治疗与调养并重。如何通过健康管理的技术方法和手段，有效评估和防控常见慢性疾病，利用中医药对慢性疾病患者进行有效的调养和管理，是摆在健康管理研究与实践工作面前的紧迫任务。

一、呼吸系统

（一）慢性阻塞性肺疾病（COPD）

1. 概述　慢性阻塞性肺疾病（chronic obstructive pulmonary disease，COPD）简称慢阻肺，是以持续气流受限为特征的可以预防和治疗的慢性呼吸系统疾病，其气流受限多呈进行性发展，与气道和肺组织对香烟烟雾等有害气体或有害颗粒的异常慢性炎症反应有关。本病是呼吸系统疾病中的常见病和多发病，严重影响患者的生命质量，死亡率较高。有调查显示，我国COPD 的患病率占 40 岁以上人群的 8.2%。由于 COPD 可引起肺功能进行性减退，严重影响病人的劳动力和生活质量，从而造成巨大的社会和经济负担。世界银行和卫生组织的研究报告指出，至 2020 年，本病将位居世界疾病经济负担的第五位。

2. 病因病机与危险因素　中医学认为，本病的发生多因久病肺虚，致痰瘀潴留，肺气壅滞，肺不敛降，胸痞胀满而成，每因复感外邪诱使发作或加剧。病变首先在肺，继则脾肾，后期及心。内伤久咳、久哮、久喘、肺痨等慢性肺系疾病迁延失治，痰浊壅肺，日久导致肺虚，成为发病的基础；久病肺虚，痰瘀内结，卫外不固，易致六淫外邪反复侵袭，是本病日益加重的主要原因。

西医学认为本病的发病是多种环境因素与机体自身因素长期相互作用的结果。发病机制包括炎症机制、蛋白酶-抗蛋白酶失衡机制、氧化应激机制、自主神经功能失调、营养不良等。

3.COPD 的评估

（1）临床表现　本病起病缓慢，病程较长。主要症状有慢性咳嗽、咳痰、气短或呼吸困难、喘息、胸闷及晚期病人出现体重下降、食欲减退等。

（2）辅助检查　主要包括肺功能检查（判断持续气流受限的主要客观指标）、影像学检查、动脉血气分析、根据具体情况进行血常规分析或痰培养等。

（3）中医常见证型　①外寒内饮证：咳逆喘满不得卧，气短气急，咳痰白稀量多，呈泡沫状，胸部膨满，口干不欲饮。面色青黯，周身酸楚，头痛，恶寒，无汗。舌质黯淡，舌苔白，脉滑浮紧。②痰浊壅肺证：胸闷，咳嗽痰多，色白黏腻或呈泡沫，短气喘息，稍劳即著，怕风易汗，脘腹痞胀，纳少，呕逆，便溏，倦怠乏力，舌质淡或淡胖，苔薄腻或浊腻，脉滑。③痰热郁肺证：咳逆喘息气粗，胸满，咳痰黄或白，黏稠难咳。身热，烦躁，目睛胀突，溲黄，便干，口渴欲饮，或发热微恶寒，咽痒疼痛、身体酸楚，汗出。舌红，苔黄腻，脉滑数。④痰蒙神窍证：神志恍惚，表情淡漠，嗜睡或烦躁不安。痰热闭窍则谵妄，撮空理线，昏迷或肢体抽搐，咳逆喘促，咳痰黏稠或黄黏不爽，或伴痰鸣。舌质淡或红，苔白腻或黄腻。脉细滑数。⑤肺肾气虚证：呼吸浅短难续，甚则张口抬肩，喘息不能平卧，咳嗽，痰白如沫，咳吐不利。胸满闷窒，声低气怯，心慌，形寒汗出，面色晦黯，或腰膝酸软，小便清长或尿后余沥，或咳则小便自遗。舌淡或紫黯，苔白润，脉沉细虚数无力，或有结代。⑥阳虚水泛证：咳喘不能平卧，咯痰清稀，胸满气憋，面浮，下肢肿，甚则一身悉肿，尿少，脘痞，纳差，心悸，怕冷，面唇青紫。舌胖质黯，苔白滑，脉沉虚数或结代。

（二）慢性支气管炎

1.概述　慢性支气管炎（chronic bronchitis, CB）简称慢支。是气管、支气管黏膜及其周围组织的慢性非特异性炎症，临床上以咳嗽咳痰为主要症状，或有喘息，每年发病持续 3 个月，连续 2 年或 2 年以上。排除具有咳嗽、咳痰、喘息症状的其他疾病（如肺结核、肺脓肿、支气管扩张症、支气管哮喘、心功能不全等）。本病以中老年人多见，其流行与吸烟、地区差异及环境和大气污染等有关。吸烟者高于不吸烟者。北方高于南方，农村、工矿高于城市，山区高于平原。患病率随年龄增长而增高，50 岁以上者可高达 13%。

2.病因病机与危险因素　中医学认为本病的发生多因外邪、内因导致肺失宣肃，肺气上逆而发。邪伤肺气，则易反复感邪，而致咳嗽屡作，肺脏受伤。肺脏虚损，卫外不强，容易外邪引发加重，在气候转冷时尤为明显。部分患者病情逐年加重，最终导致肺、脾、肾俱虚，甚或累及于心，痰浊、水饮、血瘀互结而成肺胀。

西医学认为本病可能是多种环境与机体自身因素长期相互作用的结果。吸烟、职业粉尘和化学物质、空气污染、感染因素以及免疫功能紊乱、气道高反应性、年龄增大等机体因素、气候环境因素均与本病发生有关。

NOTE

3.慢性支气管炎的评估

（1）临床表现　缓慢起病，病程长，反复急性发作而病情加重。主要症状为咳嗽、咳痰或伴有喘息、气急。

（2）辅助检查　常用的辅助检查有 X 线检查、呼吸功能检查、血液检查及痰液检查。

（3）中医常见证型　①风寒袭肺证：咳嗽，咳痰，色白稀薄，咽痒，可伴鼻塞流涕、发热、头痛身楚、畏寒等症。舌苔薄白，脉浮或浮紧。②风热犯肺证：咳嗽气粗，咳痰不爽，痰黏稠或稠黄，常伴鼻流黄涕、头痛肢楚、发热微恶风等表证。舌苔薄黄，脉浮数或浮滑。③燥热伤肺证：干咳作呛，无痰或痰少不易咳出，喉痒，咽喉干痛，唇鼻干燥，口干，或伴鼻塞头痛，微寒，身热等表证。舌苔薄白或薄黄，舌质红干而少津，脉浮数或小数。④痰湿蕴肺证：咳嗽反复发作，痰多色白，咳痰黏稠，胸闷脘痞，纳差腹胀。舌苔白腻，脉弦滑或濡滑。⑤痰热郁肺证：咳嗽气急，痰多黏稠色黄，咳痰不爽，口干便秘。舌苔黄或腻，脉滑数。⑥气阴两虚证：咳嗽气短，气怯声低，咳声低弱，咳痰稀薄或痰少，烦热口干，咽喉不利，面潮红。舌淡或舌红苔剥，脉细数。⑦脾肾阳虚证：咳嗽而喘，咳痰稀薄，胸闷气短，甚至喉中痰鸣，动则心悸，畏寒肢冷足肿，食少腰膝酸软。舌质淡胖，苔白，脉沉细。

（三）肺癌

1.概述
肺癌（lung cancer）是起源于支气管黏膜或腺体的恶性肿瘤，严重危害人类健康和生命的疾病，据全国肿瘤登记中心的最新数据统计，2013 年全国肺癌新发病例约 73.28 万例，占全部恶性肿瘤新发病例的 19.90%，位居恶性肿瘤发病第一位。男性发病率为女性的 1.91 倍。2013 年全国估计肺癌死亡病例约 59.07 万例，占全部恶性肿瘤死亡病例的 26.50%，位居恶性肿瘤死亡第一位。临床上肺癌诊断后总的 5 年生存率约为 15%，主要原因在于临床诊断的肺癌中有 85% 为晚期病例。早期诊断肺癌是解决肺癌死亡率居高不下的重要途径，在高危人群中进行肺癌筛查是早期发现、早期诊断、早期治疗肺癌的有效手段。

2.病因病机与危险因素
中医学认为肺癌多因外感六淫、内伤七情、饮食失调及久病正虚等，导致脏腑阴阳气血失调，气滞血瘀、痰结毒聚，聚而成积。基本病机为正气亏虚，脏腑功能失调，气滞血瘀，痰结毒聚，日久积滞而成有形之肿块。肺癌之本虚以阴虚、气阴两虚多见。标实以气阻、瘀血、痰浊多见。

西医学认为，肺癌的病因和发病机制尚未完全明确。现认为与吸烟、职业致癌因子、空气污染、电离辐射、饮食、营养、遗传基因突变等因素有关。

3.肺癌的评估

（1）临床表现　原发肿瘤引起的症状主要有咳嗽、血痰、咯血、气短或喘鸣发热、体重下降。肺外胸内转移引起的症状有胸痛、声音嘶哑、咽下困难、胸腔积液、上腔静脉阻塞综合征和霍纳综合征。此外发生胸外转移者也会引起相应转移部位的症状和体征。

（2）辅助检查　实验室检查有胸部 X 线检查、CT 检查、磁共振检查（MRI）、正电子发射体层显像（PET）纤支镜检查、痰脱落细胞检查。有时可用针吸细胞学检查、纵隔镜检查、胸腔镜检查、肿瘤标志物检查、开胸肺活检等。

（3）中医常见证型　①肺脾气虚证：咳嗽，痰白稀，胸闷气短，神疲乏力，腹胀纳呆，浮肿便溏。舌质淡，边有齿痕，苔白腻，脉沉细。②瘀毒阻肺证：阵发性呛咳，无痰，或少痰，或痰中夹血，胸闷气憋。或不同程度的胸痛，痛有定处，如锥如刺，口唇紫黯，口干少饮，大便燥结。舌质黯或有瘀点、瘀斑，苔薄，脉细弦或细涩。③痰热阻肺证：咳嗽气促，痰多，痰黄黏稠，咳吐不爽，或吐血痰，胸闷气憋，发热。舌质红，苔厚腻，或黄，脉弦滑或兼数。④阴虚毒热证：呛咳无痰或少痰，痰中带血，甚则咯血不止，胸部灼痛，低热甚或壮热不退。盗汗，口渴，大便干结。舌质红，苔薄黄或苔少，脉细数或数大。⑤气阴两虚证：咳嗽，咳声低弱，痰稀而黏，或痰中带血，喘促气短，神疲乏力，面色少华，自汗恶风，或有盗汗，口干，大便燥结。舌质红或淡红，苔薄或少苔，脉细弱。

二、循环系统

（一）高血压

1.概述　高血压（hypertensive disease）是以动脉血压持续升高为特征的心血管综合征。可分为原发性高血压和继发性高血压。前者病因不明，后者是由某些确定疾病或病因引起的血压升高，占高血压人数的 5%～10%。高血压是最常见的慢性病之一，也是心脑血管病最主要的危险因素，可导致脑卒中、心力衰竭及慢性肾衰等主要并发症。严重影响病人的生存质量。伴随人口老龄化、城镇化的进程，生活方式和饮食结构的改变，我国高血压人群城乡患病率差别在缩小，但整体呈增长态势。估计每年新增高血压患者 1000 万例。截至 2014 年，我国高血压病人已超过 2.7 亿，且高血压的患病率随年龄增长而上升。目前高血压逐渐趋于年轻化，儿童和中青年高血压的患病率呈持续上升趋势。我国高血压病人总体的疾病知晓率、治疗率和控制率较低，分别低于 50%、40% 和 10%。

2.病因病机与危险因素　中医学认为本病多因情志内伤、饮食劳倦及病后体虚，导致气血肾精亏虚，脑髓失养，或肝阳痰火上逆，扰动清窍所致。如素体阳盛，加之恼怒过度，肝阳上亢，阳升风动；或因长期忧郁过度，气郁化火，肝阴暗耗，阳亢风动，上扰清空而发为病。病位在头窍，病变脏腑以肝为主，涉及脾、肾。

西医学认为原发性高血压是在一定的遗传背景下由于多种环境因素的交互作用，使正常血压调节机制失代偿所致，因此高血压是多因素、多环节、多阶段和个体差异性较大的疾病。主要的影响因素有遗传、饮食、精神应激、吸烟及体重等。

3.高血压的评估

（1）临床表现　原发性高血压通常起病缓慢，早期常无症状，可偶于体格检查时发现血压升高。少数病人则在发生心、脑、肾等并发症后才被发现。高血压病人可有头晕、头痛、颈项板紧、疲劳、心悸、耳鸣等症状，但并不一定与血压水平成正比，也可出现视力模糊、鼻出血等较重的症状。

（2）辅助检查　基本项目包括血生化、血全细胞计数、血红蛋白、血细胞比容、尿液分析、心电图。推进项目有 24 小时动态血压监测、超声心动图、颈动脉彩超、餐后 2 小时血糖、血同型半胱氨酸、尿白蛋白定量、尿蛋白定量、眼底、胸片、脉搏波传导速度及踝臂血压指数等。继发性高血压的病人及有并发症的高血压病人也可选择相关项目进行检查。

（3）中医常见证型　①肝阳上亢证：眩晕耳鸣，头痛且胀，遇劳、恼怒加重，肢麻震颤，失眠多梦，急躁易怒。舌红苔黄，脉弦。②痰浊上蒙证：眩晕，头重昏蒙，视物旋转，胸闷恶心，呕吐痰涎，食少多寐。舌苔白腻，脉弦滑。③瘀血阻窍证：眩晕头痛，兼见健忘，失眠，心悸，精神不振，耳鸣耳聋，面唇紫黯。舌瘀点或瘀斑，脉弦涩或细涩。④气血亏虚证：头晕

NOTE

目眩，动则加剧，遇劳则发，面色苍白，爪甲不容，神疲乏力，心悸少寐。纳差食少，便溏。舌淡苔薄白，脉细弱。⑤肾精不足证：眩晕久发不已，视力减退，两目干涩，少寐健忘，心烦口干，耳鸣，神疲乏力，腰膝酸软，遗精。舌红苔薄，脉弦细。

（二）冠心病

1. 概述　冠状动脉粥样硬化性心脏病（coronary atherosclerotic heart disease，CHD）简称冠心病，是由于冠状动脉粥样硬化、管腔狭窄或阻塞，导致心肌供血不足和缺氧而引起的心脏病。本病多见于中年以上人群，男性发病率和死亡率均明显高于女性。发病率和死亡率在地理分布上存在差异，我国发病总体趋势为北方多于南方，城市多于农村。我国冠心病的发病率和死亡率呈持续上升阶段，且发病有年轻化趋势。

2. 病因病机与危险因素　中医学认为本病的发生多与年老体虚、饮食不节、情志失调、劳逸失调、寒邪内侵等因素有关，主要病机为心脉痹阻。病位在心，涉及肝、脾、肾等脏器。心主血脉，心病失于推动，血行瘀滞；肝病疏泄失职，气滞血瘀；脾虚失其健运，聚生痰湿，气血乏源；肾藏精失常，或肾阴亏损，或肾阳虚衰，均可导致本病的发生。其病理性质为本虚标实，虚实夹杂。

西医学认为，冠心病发病危险因素包括可改变和不可改变两类。可改变的危险因素有高血压、血脂异常、超重、肥胖、高血糖、糖尿病；不良生活方式，如吸烟、不合理膳食、缺少体力活动、过量饮酒，以及社会心理因素。不可改变的危险因素有性别、年龄、家族史。此外本病的发作常与季节变化、情绪激动、体力活动增加、饱食、大量吸烟和饮酒等有关。

3. 冠心病的评估

（1）临床表现　胸痛，但疼痛部位、程度、频率、性质、诱因及持续时间等因不同临床分型有所区别。急性心肌梗死除胸痛外还可出现全身症状、胃肠道症状、心律失常、低血压和休克、心力衰竭等症状。

（2）辅助检查　常用的辅助检查有实验室检查（血糖，血脂，血清心肌损伤标志物心肌肌钙蛋白、肌酸激酶、同工酶）、心电图、多层螺旋CT冠状动脉成像、放射性核素检查、冠状动脉造影、超声心动图等。

（3）中医常见证型　①心脉瘀阻证：心胸刺痛，部位不定，入夜尤甚，或心痛彻背，背痛彻心，或痛引肩背，或伴胸闷心悸，日久不愈。舌质紫黯，或有瘀斑，脉沉涩或弦涩。②气滞心胸证：心胸满闷，疼痛阵发，痛有定处，时欲太息，遇情志不遂时容易诱发或加重，或兼脘腹胀闷，得嗳气或矢气则舒。苔薄或薄腻，脉细弦。③痰浊痹阻证：心胸窒闷疼痛，闷重痛轻，多形体肥胖，肢体沉重，痰多气短，遇阴雨天而易发作或加重，伴倦怠乏力，纳呆便溏，口黏，恶心，咯吐痰涎。苔白腻或白滑，脉滑。④寒凝心脉证：猝然心痛如绞，或心痛彻背，背彻痛心，形寒肢冷，面色苍白，甚则冷汗自出，心悸气短，多因气候骤冷或骤遇风寒而发病或加重。苔薄白，脉沉紧或促。⑤气阴两虚证：心胸隐痛，时发时止，心悸气短，动则益甚，伴倦怠乏力，声音低微，易出汗。舌淡红，胖大边有齿痕，少苔或无苔，脉虚细缓或结代。⑥心肾阴虚证：心痛憋闷，心悸盗汗，虚烦不寐，腰膝酸软，头晕耳鸣，口干便秘。舌红少津，脉细数或促代。⑦心肾阳虚证：胸闷气短，心悸而痛，动则更甚，自汗神倦，畏寒蜷卧，四肢欠温或水肿，面色㿠白，唇甲淡白或青紫。舌质淡胖或紫黯，苔白或腻或水滑，脉沉细或沉微。

三、消化系统

（一）慢性胃炎

1. 概述　慢性胃炎（chronic gastritis，CG）指各种病因引起的胃黏膜呈非糜烂性的炎性改变，如黏膜色泽不均，颗粒状增殖及黏膜皱襞异常等。组织学以显著炎症细胞浸润、上皮增殖异常、胃腺萎缩及瘢痕形成等为特点，幽门螺杆菌感染是常见的病因。大多数慢性胃炎病人无任何症状，因此本病在人群中的确切患病率不完全清楚。由幽门螺杆菌引起的慢性胃炎呈世界范围分布。其感染率发展中国家高于发达国家，我国属于幽门螺杆菌高感染率国家，估计人群中幽门螺杆菌的感染率达40%～70%。幽门螺杆菌几乎无例外地引起胃黏膜炎症，且感染后机体一般难以将其清除而变成慢性感染。

2. 病因病机与危险因素　中医学认为慢性胃炎发生常因外邪犯胃、饮食伤胃、情志不畅和脾胃素虚，以致胃气瘀滞，和降失司，不通则痛。病变部位在胃，而与脾、肝关系密切。基本病机为胃气郁滞、胃失和降，不通则痛。初期多由外邪、饮食、情绪所伤，属于实证。病久伤正，则见脾胃虚弱之候，素虚之体，则以本虚为主，虚实之间可以相互兼夹转化。如脾胃虚弱，夹湿、夹瘀，胃阴不足，夹气夹火。

西医学认为本病发病因素除幽门螺杆菌感染外，还与饮食因素、环境因素、自身免疫，以及长期饮浓茶、烈酒、咖啡，食用过热、过冷、过于粗糙的食物等因素有关。

3. 慢性胃炎的评估

（1）临床表现　本病病程迁延，进展缓慢，缺乏特异性症状，70%～80%的病人无任何症状，部分有上腹痛或不适、食欲不振、饱胀、嗳气、反酸恶心和呕吐等非特异性的消化不良的表现，症状常与进食或食物种类有关，少数可有少量上消化道出血，自身免疫性胃炎病人可出现明显畏食、贫血和体重减轻。体征不明显，有时可有上腹轻压痛。

（2）辅助检查　胃镜及胃黏膜活组织检查是最可靠的诊断方法，常用的检查方法还有幽门螺杆菌检测、血清学检查及胃液分析。

（3）中医常见证型　①寒邪客胃证：胃痛暴作，或猝感寒邪，或饮食生冷，恶寒喜暖，得温痛减，遇寒加重，口淡不渴，或者喜热饮。舌淡苔薄白，脉弦紧。②肝气犯胃证：胃脘胀痛，痛连两胁。遇忿郁恼怒则痛作或甚，嗳气、矢气则痛舒。胸闷嗳气，喜长叹息，大便不畅。舌苔多薄白，脉弦。③饮食伤胃证：胃脘疼痛，胀满拒按，嗳腐吞酸，或呕吐不消化食物，其味腐臭，吐后痛减，不思饮食，大便不爽，得矢气及便后稍舒。常有暴饮暴食。舌苔厚腻，脉滑。④脾胃湿热证：胃脘胀痛，痛势急迫，痞闷灼热，口干口苦，口渴而不欲饮。身重倦怠，纳呆恶心。小便色黄，大便不畅。舌苔黄腻，脉滑数。⑤瘀血停胃证：胃脘疼痛，如针刺、刀割，痛处固定，按之痛甚，痛时持久，食后加剧，入夜尤甚，或见呕血黑便。舌质紫黯或有瘀斑，脉涩。⑥胃阴不足证：胃脘隐隐作痛，似饥而不欲食，口燥咽干，大便干结，消瘦乏力。舌红少津，脉细数。⑦脾胃虚寒证：胃痛隐隐，绵绵不休，喜温喜按，空腹痛甚，得食则缓，劳累或受凉后发作或加重，泛吐清水，手足不温，大便溏薄。舌淡苔白，脉虚弱或迟缓。

（二）脂肪肝

1. 概述　脂肪性肝病（fatty liver disease）是以肝细胞脂肪过度贮积和脂肪变性为特征的临

床综合征。不同种族、不同年龄组男女均可发病，以 40 ～ 49 岁的发病率最高，我国成人患病率为 15% ～ 25%，近年有上升趋势，并且患病年龄日趋提前。临床上，根据有无长期过量饮酒分为非酒精性脂肪性肝病（NAFLD）和酒精性脂肪性肝病（ALD）。

2. 病因病机与危险因素 中医学认为，本病的病因有嗜食肥甘厚味，劳逸失度，情志失调，他病传变，病后体虚及先天不足。病机主要为肝郁脾虚，痰湿瘀互结，阻滞肝络。

西医学认为，NAFLD 最常见的易感因素是肥胖、2 型糖尿病及高脂血症。病机复杂，因其病因不同而存在差异，目前被广泛接受的是 1998 年 Day 和 James 提出的"两次打击"学说。"一次打击"为胰岛素抵抗等因素造成的肝脏内脂质大量堆积，促使单纯性脂肪肝的发生，它是脂肪肝发病的基础。"二次打击"是由于多种原因导致的损伤，主要包括氧化应激及脂质过氧化，从而引起非酒精性脂肪性肝炎。ALD 的发病主要与饮酒量及时间、遗传易感因素、性别、其他肝病、继发性营养不良等因素有关。

3. 脂肪肝的评估

（1）临床表现 NAFLD 起病隐匿，发病缓慢，常无症状。少数病人可有乏力、右上腹轻度不适、肝区隐痛或上腹胀痛等非特异性症状。严重脂肪性肝炎，可有食欲减退，恶心、呕吐等。一般情况良好，常无症状或症状轻微，可有乏力、食欲减退、右上腹胀痛或不适；酒精性肝炎常在大量饮酒后，出现全身不适、食欲减退、恶心呕吐、乏力、腹泻、肝区疼痛等症状，严重者可并发急性肝衰竭表现。

（2）辅助检查 主要包括血清学检查、影像学检查和病理学检查。其中肝穿刺活组织检查是确诊 NAFLD 的主要方法。肝活组织检查也是确定酒精性肝病的可靠方法，是判断其严重程度和预后的重要依据。

（3）中医常见证型 ①肝郁脾虚证：两胁闷胀或胀痛，脘痞腹胀，饭后为甚，大便溏薄，或完谷不化，纳呆口淡，或恶心呕吐，女子月经不调，倦怠乏力，舌质淡或黯红，舌苔薄白，脉弦缓或弦细。②痰湿中阻证：形体肥胖，胁肋不适或隐痛，面有油脂，喜食肥甘，胸胁隐痛，脘腹胀满，困倦乏力，纳呆口黏，大便黏腻不爽，小便浊。舌体胖大，舌苔白腻，脉濡滑。③痰瘀互结证：肝病及消渴病日久不愈，形体肥胖，面色晦黯，纳呆口渴，恶心厌油腻，咯吐痰涎，脘腹痞闷，右胁下肿块，钝痛或刺痛，推之不移。舌体胖大边有齿痕，或舌质黯有瘀斑，脉弦滑或弦涩。

（三）乙型病毒肝炎

1. 概述 乙型病毒肝炎（hepatitis B virus）是由乙型肝炎病毒引起的，以肝脏损害为主的一种传染性疾病。我国属于乙型肝炎的高流行区。2014 年，全国 1 ～ 29 岁人群乙型肝炎血清流行病学调查结果显示：1 ～ 4 岁、5 ～ 14 岁和 15 ～ 29 岁人群 HBsAg 流行率分别为 0.32%、0.94% 和 4.38%。发病率乡村高于城市，南方高于北方。男女发病率约为 1.4：1，散发为主，有家庭聚集现象。

2. 病因病机与危险因素 中医学认为，本病是由感受疫毒、情志郁结、劳欲过度、酒食不节及肝经受损、肝络迁延日久渐积而成。湿热毒邪是发病根本，正气不足是其基本病机，正气不足则毒邪难去，毒邪不去则正气难复，郁而不解则血行受阻，血不行则气尤滞。本虚标实，瘀热痰毒，阻滞肝络为其病机特点。

西医学认为，乙型肝炎属于传染性疾病，常见的传播途径有血液传播、性接触传播、母婴传播、生活密切接触传播。

3. 乙型病毒肝炎的评估

（1）临床表现　临床表现以疲乏、食欲减退、肝大、肝功能异常为主，部分患者可出现黄疸。可转化为慢性肝炎及发展为肝硬化，且与肝癌的发生有密切关系。

（2）辅助检查　血清酶检测、血清蛋白检测、血清和尿胆红素检测、凝血酶原活动度检查、血氨浓度检测、肝炎病毒病原学（标志物）检测。

（3）中医常见证型　①肝胆湿热证：临床表现为两胁胀痛，脘腹痞满，恶心不食，厌恶滑腻，或见身目黄染，小便短赤，大便黏腻，臭秽不爽。舌苔黄腻，脉弦滑数。②肝气抑郁证：两胁及胃脘胀痛，走窜不定，甚则痛引腰背肩臂，疼痛每因情志变化而增减，胸闷腹胀，不思饮食，得嗳气而胀痛稍舒，纳少苦干。舌淡红苔白，脉弦。③肝郁脾虚证：见胸胁胀痛、精神抑郁、闷闷不语等肝郁症状的同时，兼可见到腹部胀满，纳呆不食，口淡乏味，四肢乏力，舌淡苔白脉缓。④肝肾阴虚证：肝区刺痛，五心烦热，头晕耳鸣，两目干涩，腰膝酸软，口干，舌红绛少苔，脉弦细数而有力，或见鼻衄龈衄，或胸部、面部及颈部蛛丝缕缕，或见两手掌发红（肝掌）。⑤瘀血阻络型：胁肋刺痛，痛有定处，痛处拒按，入夜痛甚，肝脾肿大，面色晦黯鳌黑，或见蛛丝缕缕，肝掌潮红，女子行经腹痛，经水色黯有块，舌淡黯紫或有瘀斑，脉沉细而涩。

（四）胃癌

1. 概述　胃癌（gastric cancer）指源于胃黏膜上皮细胞的恶性肿瘤，主要是胃腺癌。胃癌是最常见的恶性肿瘤之一，每年新诊断的癌症病例数中，胃癌位居第四位，在癌症病死率中排列第二位。胃癌发病率在不同年龄、各国家地区和种族间有较大差异。虽然近年来全球总发病率有所下降，但2/3胃癌病例分布在发展中国家。男性胃癌发病率和死亡率高于女性，男女之比约为2∶1，发病年龄以中老年居多，55～70岁为高发年龄段。我国西北地区发病率最高，中南和西南地区较低。全国平均每年死亡率约为16/10万。

2. 病因病机与危险因素　中医学认为，本病初起多由饮食不节，情志失调或劳倦内伤，致脾胃功能受损，肝气不舒，进而肝胃不和，脾胃气滞。继则脾胃运化失职，津液输布失常，痰湿内停，以及肝郁气滞血瘀，痰瘀互结，日渐成积，病情迁延。久则气阳损耗，气血瘀结，痰瘀益盛，气血亏虚，脾胃衰弱。总的来说，归结为气滞、血瘀、食积、热结、痰瘀及脾胃虚损。

西医学认为，胃癌的发生是一个多因素参与、多步骤进行性发展的过程，一般认为其发生是环境与饮食因素、感染因素、遗传因素及癌前病变等因素共同参与所致。

3. 胃癌的评估

（1）临床表现　早期胃癌多无症状，或仅有一些非特异性消化道症状。上腹痛为最早出现的症状，可急可缓。开始仅有上腹部饱胀感，进餐后加重。继之有隐痛不适，偶有节律性溃疡样疼痛，但疼痛不能被进食或药物缓解。常伴有纳差、厌食、体重下降。不同部位受累时临床表现不同，转移至身体其他脏器时则可出现相应的转移部位的症状。

（2）辅助检查　主要有血常规检查、粪便隐血试验、胃镜检查和X线钡餐检查。

（3）中医常见证型　①肝气犯胃证：胃脘胀痛，牵及两胁，纳食减少，呃逆频繁，吞酸甚至呕吐，舌苔淡黯，苔薄白，脉弦细或沉。②胃热伤阴证：胃脘部灼热烧痛，嘈杂不适，纳食不香，口干欲饮，五心烦热，舌质红，脉弦细。③气滞血瘀证：胃脘刺痛，心下痞满胀闷不适，恶心，大便色黑，呕血，面色晦黯，舌黯紫或有瘀斑，脉沉细涩。④痰湿凝结证：腹胀便溏，喜卧懒言，舌质淡，舌苔厚腻，脉缓、细、濡。⑤脾胃虚寒证：虚弱懒言，朝食暮吐，口干不欲多饮，肢冷畏寒，面色黄白，舌淡而胖，舌苔薄。⑥气血亏虚证：腹痛绵绵，纳差，乏力，消瘦，恶心，精神不振，自汗盗汗，头晕，舌质淡，舌苔薄、光或无苔，脉沉细、无力。

（五）肝癌

1. 概述　肝癌（liver cancer）指肝细胞或肝内胆管上皮细胞发生的恶性肿瘤，为我国常见恶性肿瘤之一。目前肝癌的死亡率为23.7/10万，在城市中仅次于肺癌，农村中仅次于胃癌，排名第二。我国肝癌的发病率，沿海地区高于内地，东部地区高于西部，广西的扶绥和江苏的启东是高发区。本病可发生于任何年龄，以40～49岁年龄段最高。男女之比为5∶1。

2. 病因病机与危险因素　中医学认为，导致本病的原因主要与七情所伤，肝气郁结，或感受外邪，阻滞气机，致气滞不畅有关，同时饮食不节，损伤脾胃；或肝郁横逆犯脾，脾虚生湿；或外感湿热之邪，湿停郁而化热，湿热蕴毒，停滞于肝脏，而成肝之积症；或肝病日久，肝郁化火伤阴。本病以脾胃气虚、肝肾阴虚为本，气滞血瘀、湿热毒聚为标。

西医学认为，本病病因尚未完全清楚，可能与多种因素的综合作用有关，如病毒性肝炎、食物、饮水、肝硬化及有机氯农药、亚硝酸类等化学物质。此外，肝癌发病可能与遗传因素有关。

3. 肝癌的评估

（1）临床表现　起病隐匿，早期缺乏典型症状，一旦出现症状大多已进入中晚期。主要有肝区疼痛（最常见）、消化道症状、全身症状，以及转移至不同部位所引起的转移灶症状。

（2）辅助检查　实验室检查有肿瘤标志物检查，常用的为AFP检查，影像学检查有超声影像、CT检查、MRI检查、肝血管造影及肝活组织检查。

（3）中医常见证型　①肝郁脾虚证：右胁下痞块，质硬拒按，胁痛引背，入夜更甚，脘腹胀满，纳呆乏力，大便溏或干。舌质偏黯，或有瘀点瘀斑，苔薄，脉弦细或涩。②湿热毒聚证：右胁下痞块，胀痛或刺痛，身目发黄，心烦易怒，口干口苦，脘痞腹胀，纳差，小便黄，大便干结。舌质红或绛，苔黄腻，脉弦滑，或滑数。③脾虚湿困证：肋下结块，按之疼痛，腹部胀大，如囊裹水，身重纳呆，神疲乏力，肢困足肿，口黏不欲饮，时觉恶心，大便溏稀。舌质淡胖，苔白腻，脉弦滑或濡。④肝肾阴虚证：右胁隐痛不休，腹部胀大，青筋暴露，头晕目眩，五心烦热或潮热盗汗，纳少消瘦，腰膝酸软，或鼻衄齿衄，或呕血便血，舌红少苔或光剥有裂痕，脉细弦数或细涩。

四、泌尿系统

（一）前列腺增生

1. 概述　前列腺增生（benign prostatic hyperplasia，BPH）也称良性前列腺肥大，病理学表现为细胞增生，是中老年男性常见疾病之一。随着全球人口老龄化程度的加深，本病发病率日渐增加。但有增生病变时不一定有临床症状。城镇发病率高于乡村，种族差异也会影响增生程度，有研究表明亚洲人较美洲人更易于产生中重度BPH相关症状。本病属于中医学"癃闭"的范畴，现称为"精癃"。

2. 病因病机与危险因素　中医学认为本病的病理基础是年老肾气虚衰，气化不利，血行不畅，与肾和膀胱的功能失调有关。瘀血、痰浊、湿热、败精是基本病理因素，劳累过度、情志刺激、外感六淫、饮食不节是常见的发病条件，本虚标实、肾虚血瘀是其基本病机特点。老年人肾气渐衰，阴阳易于失调，气血容易瘀滞，肾虚则气化不利，血瘀则渐成癥结，致使肾虚血瘀，水道受阻，加之劳累过度、情志刺激、外感六淫、饮食不节等影响，呈现出排尿困难、小便频数等症状。

西医学关于前列腺增生的发病机制研究颇多，如雄－雌激素协同致病学说、前列腺生长因子学说、炎症细胞、神经递质及遗传因素等。目前已知前列腺增生必须具备有功能的睾丸及年龄增长两个条件。不注意饮食、缺少激素、性生活过多、憋尿、久坐、便秘、缺乏锻炼等都会增加罹患 BPH 的风险。

3. 前列腺增生的评估

（1）临床表现　前列腺增生的早期由于代偿，症状不典型，随着下尿路梗阻加重，症状逐渐明显，临床症状包括储尿期症状、排尿期症状及排尿后症状。①储尿期症状：包括尿频、尿急、尿失禁，以及夜尿增多等。②排尿期症状包括排尿踌躇、排尿困难，以及间断排尿等。③排尿后症状：包括排尿不尽、尿后滴沥等。临床症状的轻重取决于膀胱出口梗阻的程度，前列腺的大小与症状的严重程度不一定成比例。

（2）辅助检查　直肠指诊前列腺常有不同程度的增大，表面光滑，中等硬度而富有弹性，中央沟变浅或消失。此外膀胱镜检查、前列腺特异性抗原（PSA）、膀胱尿道造影剂尿流动力学等检查可以协助诊断。

（3）中医常见证型　中医学认为，年老体衰、肾气亏虚是前列腺增生发病的基础，瘀血、痰浊、湿热、败精是基本病理因素，根据前列腺增生发病机制和临床表现的不同，中医通常将其分为以下 7 种基本证型。①湿热下注证：小便频数而黄，尿道灼热或涩痛，排尿不畅，甚或点滴不通，小腹胀满，口苦而黏，舌黯红，苔黄腻，脉滑数。②脾肾气虚证：尿频，尿线细，甚或夜间遗尿或尿闭不通，神疲乏力，纳差，面色无华，便溏脱肛，舌淡，苔白，脉细无力。③气滞血瘀证：小便不畅，尿线变细或点滴而下，或尿道涩痛，闭塞不通，或小腹胀满隐痛，偶有血尿，舌质黯或有瘀点瘀斑，苔白或薄黄，脉弦或涩。④肾阴亏虚证：小便频数不爽，尿少热赤，或闭塞不通，头晕耳鸣，腰膝酸软，五心烦热，大便秘结，舌红少津，苔少或黄，脉细数。⑤肾阳不足证：小便频数，夜间尤甚，尿线变细，或点滴不爽，甚则尿闭不通，精神萎靡，面色无华，畏寒肢冷，舌淡润，苔薄白，脉沉细。⑥肺热气壅证：小便不利或点滴不通，兼见咳嗽气促，咽干口燥，烦渴欲饮，舌质红，苔薄黄，脉滑数。⑦肝郁气滞证：小便不通，或通而不爽，胸胁胀满，小腹坠胀，嗳气频作，烦躁易怒，舌质红，苔薄黄，脉弦。

（二）肾病综合征

1. 概述　肾病综合征（nephrotic syndrome，NS）是肾小球疾病中一组由多种病因引起的临床症候群。临床上以大量蛋白尿、低蛋白血症、高脂血症及不同程度水肿（"三高一低"）为主要特征。属于中医学"水肿""虚劳""腰痛""尿浊"等范畴。肾病综合征发病以青少年和儿童多见，国内报道其在儿童肾小球疾病中占 70% ～ 90%，在成人中占 20% ～ 30%，最常见的病理类型是膜性肾病。

2. 病因病机与危险因素　中医学认为，本病与禀赋薄弱有关，或体虚感邪，风寒湿热外袭，湿毒浸淫；或由饮食不节，劳倦太过，情志失调等引起或诱发，其中尤以禀赋薄弱，体虚感邪为要。一般认为，诸种因素使肺失通调，脾失转输，肾失开阖，三焦气化不利。其病位在肺、脾、肾，而关键在肾。肾主水，水液的输化有赖于肾阳的蒸化、开阖作用。若外感风邪、水湿、疮毒，内生瘀血；或饮食不节、禀赋不足、久病劳倦，损及肾脏，则肾失蒸化、开阖不利，水液泛滥肌肤，精微外泄而发本病。病延日久，正愈虚，邪愈盛，故肾病综合征的病理性质属正虚邪实、虚实夹杂，病初偏于邪盛，多与风热、水湿、气滞、瘀血有关，而病至后期，肺、脾、肾俱虚，精微外泄，肾虚尤著，以正虚为主。

西医学中肾病综合征多以"大量蛋白尿"为特征性表现和始动因素。与感染、药物、毒素及过敏、肿瘤、多系统疾病（如系统性红斑狼疮、过敏性紫癜）等有关。

3. 肾病综合征的评估

（1）临床表现　患者常见症状为眼睑、颜面及双下肢出现不同程度的水肿，严重者甚至可见胸水、腹水、心包积液、肾区叩击痛。尿液中因富含蛋白而出现大量泡沫，消散缓慢。部分患者因胃肠道水肿，出现厌食、恶心、呕吐、腹泻、腹痛等症状。

（2）辅助检查　检测的关键指标有：①尿液检查：24小时尿蛋白 $\geq 3.5g$，是肾病综合征最主要的诊断依据。②低蛋白血症：血清白蛋白 $< 30g/L$。③高脂血症：血浆中几乎各种脂蛋白成分均增加。④肾功能异常。此外成人至少每年检测尿常规一次，对日常诊疗过程中发现尿液泡沫增多、浮肿或尿量减少者，或不明原因血白蛋白降低、血脂升高者需做肾病综合征筛查。

（3）中医常见证型　①水湿浸渍证：起病缓慢，病程较长。全身水肿，下肢明显，按之没指，小便短少，身体困重，胸闷，纳呆，泛恶，苔白腻，脉沉缓。②湿热壅盛证：遍体浮肿，皮肤绷紧光亮，胸脘痞闷，烦热口渴，小便短赤，或大便干结，舌红苔黄腻，脉沉数或濡数。③脾阳虚衰证：身肿日久，腰以下为甚，按之凹陷不易恢复，脘腹胀闷，纳减便溏，面色不华，神疲乏力，四肢倦怠，小便短少，舌质淡，苔白腻或白滑，脉沉缓或沉弱。④肾阳衰微证：水肿反复消长不已，面浮身肿，腰以下甚，按之凹陷不起，尿量减少或反多，腰酸冷痛，四肢厥冷，怯寒神疲，面色㿠白，甚者心悸胸闷，喘促难卧，腹大胀满，舌质淡胖苔白，脉沉细或沉迟无力。⑤瘀水互结证：水肿延久不退，肿势轻重不一，四肢或全身浮肿，以下肢为主，皮肤瘀斑，腰部刺痛，或伴血尿，舌紫黯，苔白，脉沉细涩。

五、血液系统（贫血）

1. 概述　贫血（anemia）是指人体外周血液单位容积中红细胞容量减少、血红蛋白浓度和（或）血细胞比容减少，低于同年龄、性别和地区正常人最低值的一种常见的临床症状。由于红细胞容量测定较复杂，临床上常以血红蛋白（Hb）浓度替代。一般情况下，成年男性 Hb $< 120g/L$，成年女性（非妊娠）Hb $< 110g/L$，孕妇 Hb $< 100g/L$，可诊断为贫血。基于不同的临床特点，贫血有不同的分类。如：按贫血进展速度分急、慢性贫血；按红细胞形态分大细胞性贫血、正常细胞性贫血和小细胞低色素性贫血；按血红蛋白浓度分轻度、中度、重度和极重度贫血；按骨髓红系增生情况分增生性贫血（如溶血性贫血、缺铁性贫血、巨幼细胞贫血等）和增生低下性贫血（如再生障碍性贫血）。

在贫血人群中，女性明显高于男性，老人和儿童高于中青年。不同类型的贫血其发病率和发病特点各不相同。如缺铁性贫血常在儿童中发生；巨幼细胞贫血多见于新鲜蔬菜、肉类进食较少的人群，陕西、山西、河南、山东等地区发病率较高；再生障碍性贫血可发生于各年龄组，老年人发病率较高，男、女发病率无明显差异。

2. 病因病机与危险因素 中医学认为，本病是以气血亏损、脏腑功能衰退、日久不复为主要病机，以血虚为主要临床表现的慢性证候。结合临床所见，病因主要有禀赋薄弱、因虚致病，烦劳过度、损伤五脏，饮食不节、损伤脾胃，大病久病、失于调理，误治失治、损耗精气五个方面。病机主要为气、血虚损。又因心主血，脾统血，肝藏血，故血虚之中以心、脾、肝血虚较为多见。由于五脏相关，所以一脏受病，常累及他脏；气血同源，气虚不能生血，血虚无以生气。气虚者，日久阳也渐衰；血虚者，日久阴也不足；阳损日久，累及于阴；阴虚日久，累及于阳，以致病势日渐发展，而病情趋于复杂。

西医学认为，贫血的发病机制主要有以下几类：①红细胞生成减少，这是由于造血细胞、骨髓造血微环境和造血原料出现异常，影响红细胞生成。②红细胞破坏过多。③失血，如外伤、特发性血小板减少性紫癜、血友病、消化性溃疡等。

3. 贫血的评估

（1）临床表现 血液携氧能力下降的程度，血容量下降的程度，发生贫血的速度和血液、循环、呼吸等系统的代偿和耐受能力均会影响贫血的临床表现。最早出现的症状有头晕、乏力、困倦；而最常见、最突出的体征是面色苍白。病程较长或病情严重时还可出现头痛、失眠、多梦、记忆减退、皮肤黄染、心律失常、心功能不全、月经异常、少尿、无尿、急性肾衰竭等症状。

（2）辅助检查 常见的检查有血常规检查、骨髓检查，以及针对贫血原因的发病机制检查。①血常规检查：对贫血进行红细胞形态分类，为诊断提供相关线索。②骨髓检查：对某些贫血，如白血病、骨髓纤维化、髓外肿瘤细胞浸润等具有诊断价值。③贫血的发病机制检查：如怀疑为缺铁性贫血，可做铁代谢及引起缺铁的原发病检查；怀疑为巨幼细胞贫血则可做血清叶酸和维生素 B_{12} 水平测定；怀疑为溶血性贫血可检测游离血红蛋白、间接胆红素、血钾是否增高，结合珠蛋白是否降低等。

（3）中医常见证型 ①心脾两虚证：面色苍白，疲乏无力，食少纳呆，腹胀便溏，心悸怔忡，少眠多梦，口干舌痛，舌质干红，少苔或无苔，脉细数。②气血两虚证：疲乏无力，面色苍白，头晕耳鸣，眼花心悸，肌肤甲错，发稀枯槁，月经失调，经量过少，舌质淡或质红无苔，脉细数无力。③脾胃虚弱证：面色萎黄，口唇色淡，爪甲无泽，纳少，腹胀，便溏，舌淡，苔薄白腻，脉沉细。④脾肾阳虚证：面色苍白无华，头晕耳鸣，心悸气短，腰膝冷痛，形寒肢冷，唇甲色淡，尿频，夜尿多，大便溏，或下肢麻木不仁，舌质淡，苔薄或无苔，脉沉细。⑤肝肾阴虚证：口唇色淡，爪甲无泽，头晕耳鸣，两目干涩，面部烘热，胁肋隐痛，五心烦热，潮热盗汗，咽干口燥，舌红少津，少苔或无苔，脉细数。

六、内分泌系统

（一）甲亢

1. 概述 甲状腺功能亢进症（hyperthyroidism）简称甲亢，是由于甲状腺合成释放过多的甲状腺激素，造成机体代谢亢进和交感神经兴奋，引起心悸、出汗、进食和便次增多、体重减

NOTE

少的病症。多数患者还伴有眼突、眼睑水肿、视力减退等症状。本病属于中医学"瘿病"范畴，多见于女性，男女之比为1：（4～6），以20～40岁最多见。据2010年《中国十城市甲状腺病流行病学调查》结果显示，中国居民有近30%患有甲状腺疾病。其中甲亢患病率为3.7%。Graves病（GD）约占甲亢的80%。

2. 病因病机与危险因素　本病主要由情志内伤、饮食及水土失宜等原因损伤肝脾，使气机郁滞，津凝痰聚，痰气搏结颈前所致。痰气郁结日久化火，火热耗伤阴精，可致阴虚火旺，尤以肝、心两脏阴虚火旺的病变突出。

主要危险因素有遗传因素；碘摄入过量；家庭事务，尤其是负面事件多；另外，感染、缺硒、高甘油三酯血症、睡眠质量差、情绪易激动等也可增加甲亢发生的风险。

3. 甲亢的评估

（1）临床表现　主要包括甲状腺毒症、甲状腺肿和突眼征。典型临床症状主要有怕热、多汗、食欲亢进、心悸、失眠、乏力、腹泻、水肿、烦躁易怒、劳累性呼吸困难、女性月经量减少、畏光、复视、眼部异物感、震颤、体重减轻等。少数老年患者高代谢症状不明显，反而出现厌食、抑郁、嗜睡、体重明显减少等"淡漠型甲亢"表现，体征主要有甲状腺肿（单纯性或结节性）、眼球突出、杵状指、甲状腺杂音、腱反射亢进、眼睑闭合障碍、胫前黏液性水肿、心动过速等。

（2）辅助检查　①甲状腺功能试验：血清总甲状腺素（TT_4）、游离甲状腺素T_4（FT_4）或游离三碘甲状腺原氨酸T_3（FT_3）明显升高，促甲状腺素（TSH）低。②甲状腺球蛋白抗体（TgAb）和甲状腺过氧化酶抗体（TPOAb）升高，常提示自身免疫性甲状腺疾病，桥本甲状腺炎时TPOAb检出率较高。③甲状腺超声检查：可评估甲状腺大小以判断是否有甲状腺肿大和甲状腺结节。

（3）中医常见证型　①气郁痰阻证：颈前正中肿大，质软不痛而胀，胸闷、喜叹气，胸胁窜痛，病情波动常与情志因素有关，苔薄白，脉弦。②痰结血瘀证：颈前出现肿块，按之较硬或有结节，肿块经久未消，胸闷，纳差，苔薄白或白腻，脉弦或涩。③肝火旺盛证：颈前轻度或中度肿大，一般柔软、光滑，烦热多汗，急躁易怒，眼球突出，手指颤抖，面部烘热，口渴，舌红，苔薄黄，脉弦。④心肝阴虚证：瘿肿或大或小、质地软，起病较缓，心悸不宁，心烦少寐，易出汗，手指颤动，眼干目涩，倦怠乏力，舌质红，舌体颤动，脉弦细数。

（二）糖尿病

1. 概述　糖尿病（diabetes mellitus，DM）是一组由于胰岛素分泌缺陷和（或）胰岛素作用障碍所致的以高血糖为特征的代谢性疾病。高血糖状态能够导致微血管并发症（视网膜病变、肾病和神经病变）、大血管并发症（缺血性心脏病、脑卒中和外周血管病变）发生概率增加，严重者可引起失水、电解质紊乱、酸碱平衡失调、酮症酸中毒和高渗昏迷等急性并发症。根据病因将糖尿病分为四型，即1型糖尿病、2型糖尿病、妊娠期糖尿病（GDM）和特殊类型糖尿病。2014年根据国际糖尿病联合会的最新数据显示，我国DM患病人数为9629万人（其中2型DM占93.7%），居全球首位。本病属于中医学"消渴"范畴。

2. 病因病机与危险因素　糖尿病的中医病因为饮食不节，积热伤津；禀赋不足，五脏虚弱；情志失调，郁火伤阴；房劳过度，肾精亏损；过服温燥壮阳药物，耗伤阴津。基本病机为阴虚燥热。病变脏腑在肺、胃、肾，而以肾为主。病性为本虚标实，燥热为标，属实，阴虚为本，属虚。

糖尿病的危险因素包括糖调节受损史、糖尿病家族史或遗传倾向，以及超重、肥胖、血脂异常、抑郁症、高血压、年龄≥40岁，有妊娠糖尿病史或巨大儿生产史，多囊卵巢综合征等。其中糖尿病前期（糖耐量异常或合并空腹血糖受损）是最重要的风险因素。

3. 糖尿病的评估

（1）临床表现　①有口干多饮，多食易饥，尿频量多，形体消瘦，或尿有甜味等特征性临床症状。②有的患者初起"三多"症状不明显，若中年之后发病，且嗜食醇酒、膏粱厚味，病久常并发眩晕、肺痨、胸痹、中风、雀目、疮痈等病症，严重者可见烦渴、恶心、腹痛、呼吸短促，甚至昏迷厥脱危象。③本病的发生与禀赋不足有较为密切的关系，故消渴病的家族史可供诊断参考。

（2）辅助检查　血糖是糖尿病诊断的重要指标。常用的糖尿病早期筛查手段包括空腹血浆葡萄糖、口服葡萄糖耐量试验（OGTT）和糖化血红蛋白检测。其他检测手段还包括尿糖、静脉葡萄糖耐量试验、糖化血清蛋白、相关胰岛自身抗体检测、胰岛素及其释放试验、C肽及其释放试验、尿微量白蛋白等。其中空腹血浆葡萄糖（FPG）≥7.0mmol/L或OGTT中2小时血糖（2hPG）≥11.1mmol/L，或随机血糖≥11.1mmol/L同时有糖尿病症状，三项中有一项超过即可诊断为糖尿病。

（3）中医常见证型　①肺热津伤证：口渴多饮，口舌干燥，尿频量多，烦热多汗。舌边尖红，苔薄黄，脉洪数。②胃热炽盛证：多食易饥，口渴喜冷饮，饮水量多，脘腹胀满，痞塞不适，大便秘结，或有口臭，形体消瘦。舌红，苔黄，脉滑数。③气阴两虚证：消瘦，倦怠乏力，气短懒言，易汗出，或便溏，或饮食减少。舌质淡，苔薄白干或少苔，脉细弱。④肾阴亏虚证：尿频量多，浑浊如膏脂，五心烦热，急躁易怒，口干唇燥，腰膝酸软，头晕耳鸣，少寐多梦，皮肤干燥，瘙痒。舌质红，苔少，脉细数。⑤阴阳两虚证：小便频数，夜尿增多，浑浊如脂如膏，畏寒肢冷，面色黧黑，耳轮干枯，神疲乏力，腰膝酸软，阳痿早泄或月经不调。舌淡体胖，苔白而干，脉沉细无力。

（三）肥胖症

1. 概述　肥胖症（obesity）是指多种因素相互作用引起的体内脂肪堆积或脂肪分布异常，临床表现为体重增加的一种慢性代谢性疾病。相当于中医学"肥胖"的范畴。临床常有怕热多汗、动作迟缓、肌肉无力、易倦、劳动效率低，以及精神和心理异常等症状。肥胖症分为单纯性肥胖和继发性肥胖两种。其中无明显基础性（内分泌代谢）疾病的肥胖称为单纯性肥胖，占所有肥胖症的绝大多数。单纯性肥胖以年龄及脂肪组织病理表现为依据，又可细分为体质性肥胖及获得性肥胖。《2014年国民体质监测公报》数据表明，我国成年人和老年人的超重率分别为32.7%和41.6%，成年人和老年人的肥胖率分别为10.5%和13.9%。

2. 病因病机与危险因素　肥胖的中医病因多为先天禀赋不足、后天饮食失节、情志失调、年老体衰等。病机为气虚阳衰，痰湿瘀滞。本病本虚标实，本虚以气虚为主，主要为脾虚或肾虚，以及脾肾两虚，标实以痰浊膏脂为主，常兼水湿，亦兼有气滞、血瘀。病位主在脾，次及肾和肝胆，亦可累及心肺，但总以脾肾气虚为多见，肝胆疏泄失调也可见。

西医学认为，肥胖是由于慢性能量平衡失调所导致，肥胖症的病因尚未完全明确，通常认为是遗传和环境因素在内的多种因素共同作用的结果，包括遗传、饮食、社会行为因素、精神心理因素和内分泌因素等。

3. 肥胖症的评估

（1）临床表现 患者身体肥满超过常人，腹大膏厚，可伴有头身困重、腹胀满、神疲乏力、少气懒言、食欲亢进、倦怠懒动、嗜睡等症状，并排除水液潴留等非膏脂堆积导致的身体肥满或腰腹肥大。

（2）辅助检查 一般用体质指数（BMI）和腰围（WC）来衡量患者的肥胖程度。BMI=体重（kg）/身高（m²），按照中国成人 BMI 分类标准，24 ≤ BMI < 28 为超重，BMI ≥ 28 为肥胖，中国成年人中心性肥胖标准腰围是男性≥ 85cm、女性≥ 80cm。

（3）中医常见证型 单纯性肥胖分为脾虚湿阻证、胃热湿阻证、肝郁气滞证、脾肾阳虚证、阴虚内热证。①脾虚湿阻证：肥胖，浮肿，疲乏无力，肢体困重，尿少，纳差食少，大便溏薄，脘腹胀满，舌质淡红，舌苔薄腻，脉沉细。②胃热湿阻证：形体肥胖，消谷善饥，头晕，肢重怠惰，口臭口干，口渴喜饮，大便秘结，舌质红，苔腻微黄，脉滑小数，多为体壮的中青年男性肥胖者。③肝郁气滞证：肥胖，胸胁苦满，胃脘痞满，女性可见月经不调或闭经，失眠，多梦，舌质黯红，舌苔白或薄腻，脉细弦。④脾肾阳虚证：形体肥胖，虚浮肿胀，疲乏无力，少气懒言，动则喘息，头晕畏寒，食少纳差，腰膝冷痛，大便溏薄，或五更泄泻，阳痿，舌质淡，苔薄白，脉沉细，重度肥胖症患者多为此型。⑤阴虚内热证：肥胖，头晕眼花，头胀头痛，腰痛腿软，五心烦热，低热，舌尖红，舌苔薄，脉细数微弦。

（四）痛风

1. 概述 痛风（gout）是一种单钠尿酸盐（MSU）沉积所致的晶体相关性关节病，与嘌呤代谢紊乱及（或）尿酸排泄减少所致的高尿酸血症直接相关，属代谢性风湿病范畴。临床表现以高尿酸血症、急性关节炎反复发作、晚期关节僵硬畸形为主要特征。痛风可并发肾脏病变，严重者可出现关节破坏、肾功能损害，常伴发高脂血症、高血压病、糖尿病、动脉硬化及冠心病等。因本病临床表现中"红、肿、热、痛"特征明显，故可以归入中医学"痹证""历节病"范畴。目前我国痛风的患病率在 1%～ 3%，并呈逐年上升趋势。国家风湿病数据中心数据显示，我国痛风患者平均年龄为 48.28 岁，逐步趋向年轻化，发病率男女比例为 15 ∶ 1。超过 50% 的痛风患者为超重或肥胖患者。

2. 病因病机与危险因素 中医学认为，痹证的发生与体质因素、气候条件、生活环境及饮食等有密切关系。正虚卫外不固是痹证发生的内在基础，感受外邪是痹证发生的外在条件。风、寒、湿、热、痰、瘀等邪气滞留肌体、筋骨、关节、肌肉，致使经脉闭阻，不通则痛为其根本病机。此外，痰浊、瘀血、水湿在疾病的发生发展过程中起着重要作用。病初邪在经脉，累及筋骨、肌肉、关节，日久耗伤气血，损及肝肾；痹证日久，也可由经络累及脏腑，出现相应的脏腑病变。本病与肺、脾、肾三脏关系最为密切，外感、内伤相互为患。常在体内脏腑功能紊乱，湿热蕴积，浊毒瘀滞之时，适逢外邪相合或嗜酒、多食肥甘厚味，或劳倦内伤，七情为害而诱发。

西医学认为，痛风是由于血尿酸水平升高，导致尿酸盐结晶沉积在组织、关节及肾脏等部位，出现炎性反应，严重者可造成关节破坏，肾功能受损。发病诱因主要有饮酒、高嘌呤饮食、剧烈运动和突然受冷等。

3. 痛风的评估

（1）临床表现　本病在不同分期临床表现不同，主要为：①无症状期，仅有高尿酸血症。②急性痛风性关节炎期，患者常在夜间突然发病，以蹈趾和第一跖趾关节为主，出现红、肿、热、痛，常伴有发热、畏寒、头痛、乏力等全身症状。③慢性关节炎期，表现为关节畸形，局部骨质缺损。④痛风性肾病，早期可仅有间歇性蛋白尿，尿比重降低。病情进展可持续出现蛋白尿，因尿路有尿酸结石而肾绞痛、尿血。⑤高血压疾病缓慢发展，进而出现血尿素氮、血肌酐增高、肾功能不全而危及生命。

（2）辅助检查　①血尿酸增高，一般男性血尿酸值 >420μmol/L，女性血尿酸值 >300μmol/L，即可视作血尿酸偏高。②关节腔穿刺滑囊液，证实存在尿酸盐结晶。③痛风石活检或穿刺内容物，证实为尿酸盐结晶。④受累关节 X 线检查，呈现痛风的 X 线特征。此外，当急性期确诊有困难时，可以使用秋水仙碱进行诊断性治疗，若服用后疼痛迅速缓解，则认为具有诊断意义。

（3）中医常见证型　①湿热痹阻证：下肢小关节猝然红、肿、热、痛，拒按，触之局部灼热，得凉则舒，伴发热口渴、心烦、尿黄，舌质红，苔黄腻，脉滑数。②瘀热阻滞证：关节红、肿、刺痛，局部肿胀变形，屈伸不利，肌肤色紫黯，按之稍硬，病灶周围或有硬结，肌肤干燥，皮色黧暗，舌紫黯或有瘀斑，舌苔薄黄，脉细涩或沉弦。③痰浊阻滞证：关节肿胀，甚则关节周围漫肿，局部酸麻疼痛，或见硬结不仁，伴有目眩、面浮足肿、胸脘痞闷，舌体胖，舌质黯，苔白腻，脉缓或弦滑。④肝肾阴虚证：痹证日久不愈，局部关节变形、屈伸不利，昼轻夜重，步履艰难，筋脉拘急，腰膝酸软疼痛，双目干涩，五心烦热，口干喜饮，大便干结，尿赤或砂石尿，舌红少苔，脉弦细或细数。

（五）骨质疏松

1. 概述　骨质疏松症（osteoporosis，OP）是最常见的骨骼疾病，是一种以骨量低，骨组织微结构损坏，导致骨脆性增加，易发生骨折为特征的全身性骨病。骨质疏松症可发生于任何年龄，但多见于绝经后女性和老年男性。骨质疏松症分为原发性和继发性两大类，原发性骨质疏松症包括绝经后骨质疏松症（Ⅰ型）、老年骨质疏松症（Ⅱ型）和特发性骨质疏松症（包括青少年型）。本病可以归入中医学"骨痹""骨痿"范畴。骨质疏松症是一种与增龄相关的骨骼疾病，随着人口老龄化日趋严重，骨质疏松症已成为我国面临的重要公共健康问题。早期流行病学调查显示，我国 50 岁以上人群骨质疏松症患病率女性为 20.7%，男性为 14.4%，60 岁以上人群骨质疏松症患病率更为突出。

2. 病因病机与危险因素　中医学认为，本病的病理基础是年老肾精亏虚，气血不足，或复因寒湿之邪侵袭，使气血凝滞，络脉不通，筋骨失养，从而导致"骨痹""骨痿"的发生。其基本病机是本虚，病位在骨，证属本虚标实，以肝、脾、肾三脏虚弱，尤以肾虚为本，寒湿、血瘀为标。初起时以实证或虚证多见，发病日久则多虚实夹杂。

西医学认为，骨质疏松的发生与成骨细胞、破骨细胞和骨细胞等细胞单位组成的"骨重建"平衡被打破有关。导致骨质疏松症的危险因素分为不可控因素与可控因素。前者包括种族、老龄化、女性绝经、脆性骨折家族史等。后者包括不健康生活方式（运动少、吸烟、过量饮酒、多饮含咖啡因饮料、营养失衡、钙或维生素 D 缺乏）、疾病（性腺功能减退症等内分泌系统疾病、风湿免疫性疾病）、药物（如糖皮质激素）等。

NOTE

3.骨质疏松的评估

（1）临床表现　①疼痛：常以腰背部为主，亦可表现为全身骨骼疼痛或髋、膝、腕关节疼痛。②骨质疏松时，经过数年，会使整个脊椎缩短 10～15cm，导致身长缩短。③脆性骨折：常以胸椎、腰椎、腕部（桡骨远端）和髋部（股骨颈）骨折常见，椎体骨折经常表现为压缩性楔形骨折，使整个椎体骨变扁变形，这也是老年人身材变矮的原因之一。

（2）辅助检查　①原发性骨质疏松症的诊断主要依靠骨密度测量，确诊采用双能 X 线吸收法，并可参考骨 X 线平片检查。②判断病因检查：绝经后骨质疏松症患者检查是否存在血雌二醇降低；男性老年性骨质疏松症患者检查是否存在血睾丸酮降低。

（3）中医常见证型　①肾阳虚证：腰背冷痛，酸软乏力，甚则驼背弯腰，活动受限，畏寒喜暖，遇冷加重，尤以下肢为甚，小便频多，舌淡，苔白，脉沉细或沉弦。②肝肾阴虚证：腰膝酸痛，膝软无力，下肢抽筋，驼背弯腰，患部痿软微热，形体消瘦，眩晕耳鸣，或五心烦热，失眠多梦，男子遗精，女子经少或经绝，舌红少津，少苔，脉沉细数。③脾肾阳虚证：腰髋冷痛，腰膝酸软，甚则弯腰驼背，双膝行走无力，畏寒喜暖，纳少腹胀，面色萎黄，舌淡胖，苔白滑，脉沉弱。④血瘀气滞证：骨节疼痛，痛有定处，痛处拒按，筋肉挛缩，骨折，多有外伤或久病史，舌质紫黯，有瘀点或瘀斑，脉涩或弦。

七、神经系统（脑卒中）

1.概述　脑卒中（cerebral stroke）是脑血管疾病的主要临床类型，指由于急性脑循环障碍所致的局限性或全面性脑功能缺损综合征。中医学称为中风。脑卒中根据病变性质可分为缺血性脑卒中和出血性脑卒中。脑卒中好发于中老年人，具有发病率高、病死率高、致残率高和复发率高的特点，与心脏病、恶性肿瘤构成人类疾病的三大死亡原因。我国每年新发脑卒中患者约为 200 万人，死于脑卒中的患者约为 150 万人，在存活的患者中约有 75% 有不同程度的劳动能力丧失。另外，脑卒中的发病率与地域、年龄、性别有关，据国内流行病学资料显示，我国脑卒中的发病率北方高于南方、西部高于东部，可能与气候寒冷有很大关系；75 岁以上年龄组发病率为 45～54 岁年龄组的 5～8 倍；男性发病率和死亡率高于女性。

2.病因病机及危险因素　中医学认为，中风是由于气血逆乱，风、火、痰上犯于脑，或因年老体弱，或大病久病之后，气血亏损，积损正衰；或劳欲过度，耗气伤阴；或过食肥甘醇酒，脾失健运，聚湿生痰，痰热内盛，上蒙清窍；或情志过极，七情内伤，肝失条达，气机郁滞，血行不畅，瘀结脑络；或气血不足，脉络空虚，尤其在气候突变之际，风邪乘虚入中，气血痹阻，导致脑脉痹阻或血溢于脑脉之外，脑髓神机受损。

西医学认为，脑卒中发生的最常见原因是脑部血管内壁上有小栓子，脱落后导致动脉栓塞，即缺血性卒中；或脑血管或血栓出血造成的出血性卒中。高血压是脑卒中发病最重要的危险因素之一。吸烟、不健康的饮食、肥胖、缺乏适量运动、过量饮酒和高同型半胱氨酸，以及患者自身存在的一些基础疾病如糖尿病和高脂血症等，都会增加脑卒中的发病风险。

3.脑卒中的评估

（1）临床表现　①意识障碍：初起即可见。轻者可见短暂意识丧失或个性、智力突然变化；重者处于嗜睡状态，甚至昏迷不醒。有的病人起病时意识清醒，逐渐意识不清，并伴有谵妄、烦躁不安等症状。②肢体偏瘫：轻者仅见肢体力弱或活动不利，重者则完全瘫痪。③口舌歪斜：多与半身不遂共见，伸舌时多歪向患侧肢体，常伴流涎。④失语：轻者，仅见言语迟缓不利吐字不清，患者自觉舌体发僵；重者不能言语。

（2）辅助检查　头颅 CT 或 MRI，超声检查，血管影像，脑脊液等检查有助于诊断。

（3）常见中医证型

1）中经络　中经络者，一般没有昏仆，意识清醒，表现为突发口眼歪斜、言语不利、半身不遂，病情较轻，若救治及时，一般可以康复，或好转进入恢复期或后遗症期。①风痰入络：肌肤不仁，手足麻木，突然发生口眼歪斜，语言不利，口角流涎，舌强言謇，甚则半身不遂，或兼见手足拘挛，关节酸痛等症，舌苔薄白或白腻，脉浮数；②风阳上扰：素有眩晕头痛，耳鸣目眩，突发口眼歪斜，半身不遂，偏身麻木，舌强言謇或不语，或面红目赤，口苦咽干，心烦易怒，尿赤便干，舌质红，苔薄黄，脉弦；③阴虚风动：素有眩晕耳鸣，腰酸膝软，烦躁失眠，五心烦热，手足蠕动等，突然出现口眼歪斜，言语不利，半身不遂，舌质红或黯红，少苔或无苔，脉细弦或细弦数。

2）中脏腑　表现为突然昏仆，不省人事，半身不遂，口舌歪斜，舌强言謇或不语，偏身麻木等。病情较重，常遗留后遗症。①闭证（痰火瘀闭证）：平时多有眩晕、头痛、痰多、面红目赤、心烦易怒、便秘等症，突然昏仆，不省人事，半身不遂，口眼歪斜，语言不利，肢体强痉拘急，项强身热，躁扰不宁，甚则手足厥冷，频繁抽搐，鼻鼾痰鸣，气粗口臭，偶见呕血，舌质红，苔黄腻，脉弦滑数；②闭证（痰浊瘀闭证）：突然昏仆，不省人事，半身不遂，口眼歪斜，口吐痰涎，语言不利，肢体强痉拘急，面白唇黯，四肢不温，甚则四肢厥冷，舌质淡，苔白腻，脉沉滑或沉缓；③脱证（阴竭阳亡）：突然昏仆，不省人事，半身不遂，肢体软瘫，口眼歪斜，语言不利，目合口张，鼻鼾息微，手撒肢冷，冷汗淋漓，大小便自遗，舌萎软，脉细弱或脉微欲绝。

3）恢复期　①风痰瘀阻：半身不遂，口眼歪斜，舌强言謇或失语，舌紫，苔腻，脉弦滑。②气虚络闭：肢体偏枯废用，口眼歪斜，肢软无力，面色萎黄，气短乏力，自汗出，舌质淡紫，或见瘀斑，苔薄白，脉沉细涩或细弱。③肝肾亏虚：半身不遂，患肢僵硬，拘挛变形，肢体肌肉萎缩，口眼歪斜，言语不利，眩晕耳鸣，腰膝酸软，舌质红，少苔或无苔，脉细弦或细弦数。

八、妇科（异常子宫出血）

1.**概述**　异常子宫出血（abnormal uterine bleeding，AUB）是妇科常见的症状和体征，是指与正常月经的周期频率、规律性、经期长度、经期出血量任何一项不符的、源自子宫腔的异常出血。AUB 限定于育龄期非妊娠妇女，不包括妊娠和产褥期相关的出血，也不包括青春期发育前和绝经后出血。中医学称为月经不调。据统计，育龄期妇女中 19% 有月经过多，最常见原因为子宫功能性出血。

2.**病因病机及危险因素**　中医学认为，月经与肝、脾、肾关系密切，肾气旺盛，肝脾调和，冲任脉盛，则月经按时而下。月经不调分为月经先期、月经后期和月经先后无定期。①月经先期，或因素体阳盛，过食辛辣，助热生火；或情志急躁或抑郁，肝郁化火，热扰血海；或久病阴亏，虚热扰动冲任；或饮食不节，劳倦过度，思虑伤脾，脾虚而统摄无权。②月经后期，或因外感寒邪，寒凝血脉；或久病伤阳，运血无力；或久病体虚，阴血亏虚；或饮食劳倦伤脾，使化源不足。③月经先后无定期，或因情志抑郁，疏泄不及则后期，气郁化火，扰动冲任则先期；或因禀赋素弱，重病久病，使肾气不足，行血无力，或精血不足，血海空虚则后期，若肾阴亏虚，虚火内扰则先期。

西医学认为，许多全身性疾病如血液病、高血压、肝病、内分泌病、流产、宫外孕、葡萄胎、生殖道感染、肿瘤（如卵巢肿瘤、子宫肌瘤）等均可引起异常子宫出血，并与情绪、劳累、饮食不节、感染、使用避孕药及有人流、刮宫术史等因素有关。

3. 异常子宫出血的评估

（1）临床表现　月经先期指月经周期提前7天以上、2周以内，经期基本正常，可伴有月经过多；月经后期指月经周期延后7天以上，甚至3～5个月一行，但经期基本正常；经期延长指月经周期正常而月经持续的天数增加，或伴有经量增多；月经过多指月经周期、经期正常，经期出血量明显多于以往，或伴有痛经、不孕、病程长者；月经过少指月经周期、经期正常，经量较以往明显减少，或经量减少的同时经期缩短，不足2天；月经先后不定期指月经或提前或错后7天以上、2周以内，但经期正常，观察3个周期或追溯2个周期有诊断意义。

（2）辅助检查　妇科检查、卵巢功能测定、B超检查、子宫内膜病理检查、纤维内窥镜、子宫碘油造影、宫腔镜、血常规等可协助确诊。

（3）常见中医证型

1）月经先期　①气虚：月经周期提前，或兼经量增多，色淡，质稀，神疲肢倦，气短懒言，小腹空坠，纳少便溏，舌淡红，苔薄白，脉缓弱。②血热：月经周期提前，经量多，色紫红，质稠，心胸烦躁，渴喜冷饮，小便短赤，大便干燥，面色红赤，舌红、苔黄，脉滑数。

2）月经后期　①血虚：月经周期推后，量少，头晕心悸，舌淡，少苔，脉虚细无力。②虚寒：月经后延，量少，色淡，质稀，小腹隐痛，喜温喜按，小便清长，大便稀溏，舌淡，苔白，脉沉迟。③血寒：月经后期，量少，色黯红，有血块，小腹冷痛拒按，得热痛减，畏寒肢冷，舌淡苔白，脉沉紧。④气滞：经期延后，量少，色黯红，或有血块，胸胁、乳房、少腹胀痛，舌正常，脉弦。

3）月经先后无定期　①肝郁：月经周期先后不定，经量或多或少，色紫黯，有血块，或经行不畅，胸胁乳房胀痛，少腹疼痛，精神郁闷，烦躁易怒，苔薄白或薄黄，脉弦。②肾虚：月经先后无定期，量少，色淡，质稀，腰骶酸痛，小便频数，头晕耳鸣，舌淡少苔，脉沉细。

4）经期延长　①血瘀：月经淋漓八九日至十余日始净，量少，色黯有块，伴小腹疼痛拒按，舌质紫黯或有斑点，脉弦涩。②阴虚血热：经期延长，持续八九日至十余日，量少，色红，质稠，咽干口燥，或潮热颧红，五心烦热，舌红少苔，脉细数。

5）月经过多　①气虚：经行量多，色淡红，质清稀，神疲乏力，少气懒言，小腹空坠，面色苍白，舌淡，苔薄，脉缓弱。②血热：经行量多，色鲜红或紫红，质黏稠有小血块，心烦多梦，口渴饮冷，尿黄便结，舌红，苔黄，脉滑数。③血瘀：经行量多，色紫黯，有血块，经行小腹疼痛拒按，舌质紫黯或有瘀斑瘀点，脉细涩有力。

6）月经过少　月经量少，一日或两日则净，或点滴即止，色淡黯，质稀，腰膝酸软，头晕耳鸣，小便频数，舌淡苔薄，脉沉细。

思考题

1. 慢性支气管炎是临床常见病，常见的中医证型有哪些？

2. 请简述肥胖症的中医常见证型及临床评估要点。

3. 请回答脑卒中属于中经络者，其临床表现有哪些？

第四章　中医健康状态调理

第一节　常用中医健康状态调理技术

一、经络与穴位相关技术

经络学说是研究人体经络系统循行分布、生理功能、病理变化及其与脏腑相互关系的一种理论。经络具有联系脏腑和肢体、抗御外邪、运行气血、沟通内外、贯穿上下的通路的作用，是临床上说明病理变化，指导辨证归经、针灸治疗和保健养生的重要理论依据。近年来，在健康管理中经络与穴位相关技术越来越多地应用于各类人群。

1. **艾灸**　艾灸法是指用某些燃烧材料熏灼或温熨体表一定部位，借灸火的热力及药物的作用，通过经络的传导，温通气血、扶正祛邪，达到防治疾病、保健强身功效的一种治法。

艾灸作为健康养生的重要方式，一直广受关注。艾灸在健康管理中既可以作为治疗疾病的方法，也可以预防保健。艾灸施灸的材料很多，但以艾叶制成的艾绒为主，其气味芳香，辛温味苦，容易燃烧，火力温和。新制的艾绒含挥发油较多，灸时火力过强，故以陈久的艾绒为佳。根据施灸的用物不同，临床分为艾炷灸、艾条灸、温针灸等。慢性虚寒性疾病如慢性腹泻、风寒湿痹、哮喘等，可采用艾炷灸的无瘢痕灸进行治疗和调理；因寒而致的腹痛、呕吐、外感表证等，可采用艾炷灸的隔姜灸进行治疗和调理；肺结核、腹中积块、瘰疬及未溃疮疡等，可采用具有消肿、止痛、拔毒、散结等功效的隔蒜灸进行调理；女性宫寒者可用附子片或附子药饼做间隔物的隔附子饼灸，以调理宫寒导致的不孕、月经失调等疾病。

2. **按摩**　按摩又称推拿，是在中医基础理论指导下，根据整体观念和辨证施治原则，通过特定的手法作用于人体体表的特定部位或穴位，调节机体自身的功能活动，而达到防病治病目的。按摩历史悠久，早在先秦时期就有记载，是主要的治疗和养生保健手段。

按摩作用于体表的特定部位或穴位，可使经络通畅、气血流通，津液得以运行；还可通过手法对人体体表的直接刺激，促进气血的运行；对机体体表作用，产生热效应，加速气血运行，通过提高机体痛阈和减低刺激量而达到止痛作用；具有散寒止痛的功效，是解除肌肉紧张、痉挛的有效方法。按摩手法作用于损伤局部，可以促进气血运行，消肿祛瘀、理气止痛；整复手法可以通过力学的直接作用纠正筋出槽、骨错缝，消除局部肌肉痉挛和疼痛的病理状态，达到理筋整复的目的；运用被动运动手法，如弹拨手法、拔伸手法等，可以达到松解粘连、滑利关节的作用。

按摩在中医健康管理中可用于疾病的辅助治疗，如中风后遗症、面神经瘫痪等神经系统疾病；颈椎病、肩周炎、急性腰扭伤、腰肌劳损、腰椎间盘突出症，胸、腰、髋、膝骨关节疼痛等运动系统疾病；高血压、冠心病、雷诺病等循环系统疾病；慢性浅表性胃炎、慢性腹泻等消化系统疾病。同时也可以用于人们身体的调理，如消除疲劳。由于简、便、易、廉，无副作用的特点，近几年，按摩受到越来越多人的接受和使用，在延缓衰老、皮肤美容等的临床研究中，也发挥了作用。

3. 耳穴贴压　耳穴相关技术有耳穴贴压法、耳穴毫针刺法、耳穴埋针法、耳穴放血法、夹耳法、耳灸法、耳穴按摩法、耳穴磁疗法等。本部分主要介绍耳穴贴压法，它是用代替耳针的药籽、药丸、谷类或其他物品置于胶布上，贴于穴位，用手指按压，刺激耳郭上穴位，给予适度的揉、按、提、压，使其产生酸、麻、胀、痛等刺激，通过经络传导，达到防治疾病目的的一种操作方法。

耳穴贴压法依据耳与经络之间有着密切的联系，其中奇经八脉中阳跷脉并入耳后、阳维脉循头入耳；六阴经经脉通过各自的经别间接上达于耳，六阳经经脉循行于耳或分布于耳周。耳与脏腑的关系也很密切，形成耳穴治病、耳郭视诊的主要依据。

由于耳穴贴压法具有以丸代针、刺激持久、疗效确切、取材方便、易学易懂、操作简便、不良反应小等特点，因此，在临床护理和健康管理中使用十分广泛。可用于各种扭挫伤、头痛、神经痛等疼痛性疾病；急慢性结肠炎、牙周炎等炎性疾病；心律不齐、高血压等功能紊乱性疾病；哮喘、过敏性鼻类、荨麻疹等过敏及变态反应性疾病。也可应用于预防感冒、晕车、晕船及预防和处理输血、输液反应者。

4. 中药足浴　足浴疗法是我国传统的保健养生方法，其历史悠久、源远流长，属于自然疗法中的洗浴疗法。中药足浴是根据辨证选用中草药，通过中药煎汤制成水剂浸泡和刺激足底反射区以达到调整机体功能，可使药物经皮肤、腧穴吸收，循经入脏腑再输布达病所，发挥治疗作用。中药足浴正是循外治之理，宗内治之法。另外还有一种中药超声波足浴，是利用超声波的促溶作用，既有助于中药有效成分的析出，又能促进药物的透皮吸收，从而使有效成分直达病所；超声波产生的热能可促进足部循环，而其机械能则能刺激足部腧穴，使药物和经络腧穴共同发挥调理作用，提高了足浴的疗效，故能更快地改善临床症状。

中药足浴疗法是以中医理论为基础，以整体观念和辨证论治为原则。足部养生早在《黄帝内经》就有相关记载。足是足三阴经的起点、足三阳经的终点。足部也是人体完整的缩影，有人体各组织器官的反射区，通过神经反应调动人体的调节机制以调整代谢。另外，足部在血液循环中相当于"第二心脏"，中药足浴通过刺激足底反射区，具有促进血液循环、新陈代谢等作用。

由于中药足浴在临床护理和中医健康管理中广泛使用。中药足浴可作为疾病的辅助治疗，如慢性咽炎、感冒、咳嗽、气管炎等呼吸系统疾病；高血压、冠心病、中风后遗症等心脑血管系统疾病；胃下垂、便秘等胃肠道疾病。在亚健康人群中的应用也非常广泛，如头晕、头痛、失眠、颈椎疼痛、足跟痛、腰痛及坐骨神经痛症状等的缓解；极度疲劳伴头痛、失眠、肌肉痛、记忆力减退等症状的缓解；预防老年痴呆症、脑萎缩等；还能用于美容、除斑。

5. 中药离子导入　中药离子导入是以音频电疗机为工具，通过直流电将中药离子经皮肤或黏膜引入病变部位，从而发挥作用的治疗方法。现已广泛应用于临床各科，适用于局部和全身性治疗。

　　中药离子导入是中医辨证施治与局部对症处理的有机结合，可以发挥中药、直流电及穴位刺激的多重作用。药物的有效成分可通过皮肤上的毛孔、皮肤腺开口等途径进入体内，但因受到诸多阻力，进入量有限，表皮角质层是药物进入体内的主要屏障。经皮离子导入是利用直流电场作用和电荷同性相斥、异性相吸的特性，使药物离子或带电胶体微粒进入人体。当直流电作用于机体时，组织中正负离子在电场的作用下产生定向移动，组织兴奋性、细胞膜结构与通透性等发生改变。通过穴位中药离子导入可将中药、经络穴位与离子导入融合在一起，通过穴位刺激、中药在特定部位的刺激吸收增强，从而达到祛风散寒、疏通经脉、调和气血、扶正祛邪、平衡阴阳之功。

　　在中医健康管理中，中药离子导入法可用于治疗骨质增生病、肩手综合征、椎间盘突出等骨科疾病，以改善局部血液供应，使骨、软骨细胞周围微环境发生改变，促进疾病康复。用于治疗妇科盆腔炎时，导入具有温经散寒、活血化瘀止痛的中药，通过温热的良性刺激可促进局部血液循环、提高新陈代谢，以利炎症的吸收和消退。还可用于支气管肺炎、慢性阻塞性肺病等呼吸系统疾病，甲状腺结节等内分泌系统疾病，脑卒中后偏瘫、带状疱疹神经痛等神经系统疾病。

　　6. 拔罐　拔罐古称"角法"，是以罐为工具，借助热力排尽罐内的空气，造成负压，使罐吸附于体表腧穴或患处造成皮肤充血、瘀血，以达到防病治病的方法。拔罐具有操作简单且副作用小的特点，故应用普遍。

　　拔罐是在中医理论指导下，根据整体观念和辨证施治原则，以经络学说为理论基础，通过刺激体表的一定穴位或部位，达到阴平阳秘、气血调和、经络通调的目的，从而使机体正常机能活动得以恢复和维持，并将各脏腑组织器官的功能活动调节到接近最佳的状态。现代医学研究认为，拔罐具有机械刺激作用和温热作用，前者是利用罐内负压作用，致机体局部组织充血、水肿，使毛细血管通透性与组织气体交换增强，进而使机体释放出组胺、神经递质等，其后这些物质随体液流至全身刺激各个器官，从而提高机体的抵抗力；后者是利用温热刺激使局部皮肤温度升高，促进血液循环，加强新陈代谢等，从而提高机体抗病能力。

　　中医健康管理中，拔罐疗法已经普遍应用于内、外、妇、儿等各科，外科疾病如急性阑尾炎（初期）、胆绞痛；皮肤病如带状疱疹、慢性荨麻疹；骨科疾病如肩关节周围炎、颈椎病；内科疾病如急性视神经炎等。

　　7. 刮痧　刮痧疗法是应用边缘钝滑的器具，以中医的脏腑经络学说的皮部理论和全息理论为基础，在体表皮肤的特定部位进行相应的手法刮拭以防治疾病的中医外治法，具有易学、易会、简便易行、疗效明显的特点。

　　人体作为一个有机的整体，皮肤与经络密切关联，刮拭刺激皮肤能通过经络传至相应的脏腑，使阻滞经络的邪气从肌肤表面散开，起到调畅气机、舒筋活络、活血化瘀等作用。

　　在中医健康管理中，刮痧疗法可用于呼吸系统疾病如感冒，心血管疾病如原发性高血压，内分泌系统疾病如糖尿病，消化系统疾病如胃炎，妇科疾病如原发性痛经等的防治。还可以用于增强机体的免疫力和抗病能力，以达到保健和治疗的目的。

二、传统保健运动技术

　　中医传统保健运动技术是我国的国粹，也是中医未病先防思想的体现。其中太极拳、八段锦等保健运动技术是中国传统文化长期孕育的宝贵结晶，更是维护健康的养生技能。中医传统保健运动技术因操作简单、实用、不受场地等限制，具有方便、快捷、有效的特点。

1.太极拳　太极拳是中华传统保健体育之精粹，其保健养生之功用在于它融气功、武术、导引为一体。太极拳注重自我摄生和调养，其精髓就在于"养"，能治疾病于未染。"养"是自我呵护、自我调理，通过"养"，舒筋活血，开穴顺气。

在健康管理中太极拳应用广泛，目前主要在老年人群中应用，可提高老年人的心肺功能、迷走神经的调节功能，而且在交感 – 迷走平衡系统中倾向于降低交感神经的调节作用；以及调节人体血压、血脂、血糖，提高人体免疫力，改善脑血流状况，以强身健体。

2.八段锦　八段锦是中国古代导引术中的一个重要组成部分，是一套针对一定脏腑、病症而设计的功法。八段锦由八节动作组成，因简便易学，历来深受人们喜爱。

在健康管理中，八段锦可防治高脂血症、冠心病的发生；有利于糖尿病患者的康复。八段锦作为辅助治疗手段对运动系统疾病有着良好的改善作用，可减轻疼痛和活动受限症状；加速血液和淋巴回流，有利于炎症和水肿的消退。还对老年便秘型肠易激综合征、老年慢性肾炎患者有很好的辅助治疗作用。

3.五禽戏　五禽戏是东汉名医华佗根据古代导引、吐纳之术创造。五禽戏以阴阳五行学说为基础，结合人体脏腑、经络和气血功能，模仿虎、鹿、熊、猿、鸟五种禽兽的动作和特性创编的主要以肢体运动为主，辅以呼吸吐纳与意念配合来达到强身健体、防病治病目的的一套保健功法。

根据中医的脏腑学说，五禽配五脏，虎戏主肝，能疏肝理气、舒筋活络；鹿戏主肾，能益气补肾、壮腰健胃；熊戏主脾，能调理脾胃、充实两肢；猿戏主心，能养心补脑、开窍益智；鸟戏主肺，能补肺宽胸、调畅气机。人体是一个有机整体，每一戏既主治一脏疾患，又兼顾其他各脏，最终能达到祛除疾病、强身健体、延年益寿的目的。

在健康管理中，五禽戏能够显著提升老年肥胖人群血液中抗氧化酶的活性、脂质过氧化作用，有益于老年肥胖人群的身体健康；能调节机体免疫平衡；可以有效地防止骨量的丢失，从而增强骨密度；能良好促进人心境变化，改善人的抑郁和焦虑，增强人的社会交往能力；还可延缓衰老。

三、中医情志疗法

中医情志疗法是脏腑情志论和五行相克论的结合，用情志之间相互制约的关系来预防和消除不良情绪，以利于疾病的预防、治疗和康复的方法。中医情志疗法作为中国传统医学疗法之一，由来已久，以"简便易行，安全有效"为特点，深受广大患者的青睐，为无数患者解除了心身疾苦。

情志与人体的健康关系密切，情志正常，脏气调和，使脏腑功能活动得到加强；反之，情志异常，直接伤及脏腑，影响脏腑气机和疾病的转归。

随着社会的发展，生活节奏的加快，人类疾病谱的变化及人们健康观念的改变，心理疾病、心身疾病及亚健康人群呈逐年递增之势，其发生发展与人们的精神、心理、行为因素相关。而以调节和控制患者的情绪与行为为主要治疗手段的情志疗法，在心身疾病及亚健康防治中起着不可估量的作用，并日益为医学界所重视。

中医情志疗法有说理开导法、释疑解惑法、宣泄解郁法、移情易性法、以情胜情法等。在中医健康管理中发现患者情志异常，可以采用以情胜情法中恐胜喜、怒胜思、喜胜悲、悲胜怒、思胜恐来改善患者情志异常症状。如更年期妇女，整天胡思乱想，可采用运动、音乐欣赏、书法绘画、读书赋诗、种花养鸟等移情方法转移其注意力，以改变消极情绪。

四、中医食疗与药膳

食疗是指膳食产生的治疗功效，即以膳食作为手段进行治疗、调理，从膳食的效能作用阐述这种疗法的属性，表达的是膳食的功能概念。食疗寓治于食，不仅能达到保健强身、防治疾病的目的，还能给人感官、精神上的享受，对于慢性疾病的调理治疗尤为适宜。

食疗最显著的特点就是"有病治病，无病强身"。利用食物性味方面的偏颇特性，针对性地用于某些病证的治疗或辅助治疗，调整阴阳，有助于疾病的治疗和身心的康复。其适用范围较广泛，主要针对亚健康人群，其次才是患者。

药膳是从食疗学中分化出来的一种特殊形式的食疗食品。中医药膳是在传统中医药理论指导下，将不同药物和食物配伍，运用中国传统的烹调技术和现代食品工艺流程，制作成具有防病治病和保健等作用的特殊食品。药膳取药物之性，食物之味，借助食品的形式，食借药威，药助食势，既能满足人们对美食的追求，又能发挥调理生理机能、增强身体素质、预防疾病发生、辅助疾病治疗及促进机体康复等重要作用。

中医药膳根据中医理论确定施膳原则，其实施必须遵循平衡阴阳，调整脏腑，扶正祛邪，三因制宜等原则，如热盛于内，用石膏粳米汤、五汁饮等寒凉药膳以清解；阴虚而阳亢者，用天麻鱼头汤等以平之潜之。对于患者而言，药物是以治疗疾病为主，一旦正复邪除，原则上即不再施药，而代之以饮食调理，在《内经》中早已确立这一原则。药膳的基本立足点是通过药物与食物的结合，达到治疗后的康复调理、某些慢性病证的缓渐治疗、机体衰弱时的逐步改善、平常状态下的滋补强壮，它不以急功近利为务，而以持久的、日常的、源源不断的调理获得收益。

因而药膳既可以是药治后的补充，同时，也是慢性病证，或体弱人群，或机体阴阳气血偏颇时适宜的调理方法。

思考题

1. 按摩的作用机制是什么？
2. 中药超声波足浴的作用原理是什么？
3. 简述在中医健康管理中八段锦的应用范围。

第二节 重点人群的中医健康状态调理

一、儿童的中医健康状态调理

根据儿童各时期不同特点，将其分为围产期、新生儿期、婴儿期、幼儿期、学龄前期、学龄期和青春期。本节的研究对象为0~14岁儿童，即从婴儿期到青春期的儿童。儿童具有生机旺盛，阳常有余、阴常不足，脏腑娇弱的生理特点，其发病容易，传变迅速。基于儿童生理病理特点，开展儿童中医健康状态调理有利于儿童的健康成长。

（一）婴儿期、幼儿期儿童中医健康状态调理

1.时间及流程 在儿童6、12、18、24、30、36个月龄时，结合儿童健康体检和预防接种时间，对儿童实施调理。具体流程如图4-1。

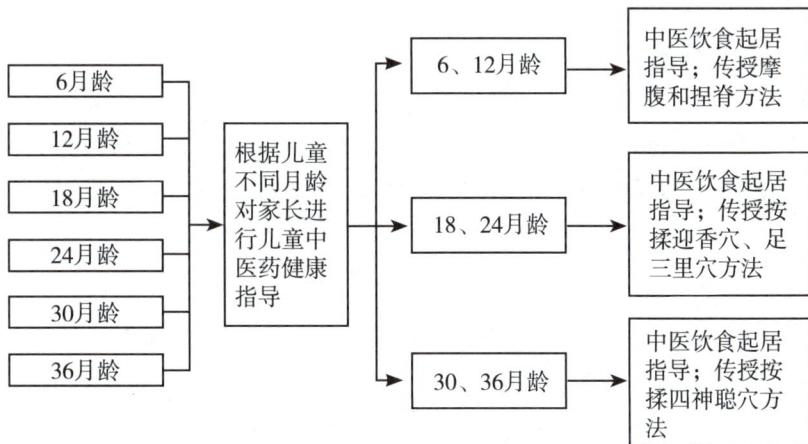

图4-1 儿童中医健康状态调理服务流程图

2.调理内容 主要包括三部分：①预约家长：预约儿童家长到医疗卫生机构接受儿童中医健康状态调理的相关指导。②中医饮食起居指导：根据不同月龄儿童的特点，向家长提供儿童中医饮食调养、起居活动指导。③传授小儿推拿方法：在儿童6、12月龄时向家长传授摩腹、捏脊的方法；18、24月龄时，向家长传授按摩迎香穴、足三里穴的方法；30、36月龄时，向家长传授按摩四神聪穴的方法。

3.调理方法

（1）饮食调养 《备急千金要方》曰："凡乳儿，不欲太饱，饱则呕吐。"《圣济总录卷·小儿门·小儿初生法》曰："儿之乳哺，宜令多少有常。"《陈氏小儿病源方论·养子调摄》曰："养子若要无疾，在于摄养调和。吃热，吃软，吃少，则不病。吃冷，吃硬，吃多，则生病。忍三分寒，七分饱。"儿童多因脾薄而弱，乳食易伤，在调养中应养成良好的哺乳习惯，尽量延长夜间喂奶的间隔时间；食物应细、软、烂、碎，品种多样，避免偏食，节制零食，按时进食；严格控制冷饮，寒凉食物要适度。

（2）起居调摄 自古对儿童的起居调摄注重有法有度。《诸病源候论》指出："宜时见风

日，若都不见风日，则令肌肤脆软，便易损伤……天和暖无风之时，令母将抱日中嬉戏，数见风日，则血凝气刚，肌肉硬密，堪耐风寒，不致疾病。若常藏在帷帐之内，重衣温暖，譬如阴地之草木，不见风日，软脆不任风寒。又当薄衣，薄衣之法，当从秋习之，不可以春夏卒减其衣，则令中风寒。从秋习之，以渐稍寒，如此则必耐寒。冬月但当着两薄襦，一复裳耳，非不忍见其寒，适当佳耳。爱而暖之，适所以害之也。又当消息，无令汗出，汗出则致虚损，便受风寒，昼夜寤寐，皆当慎之。"即经常到户外活动，多见风日，一般每日户外活动 1～2 次，每次 10～15 分钟，逐渐延长到 1～2 小时。春季注意保暖，勿脱减衣物过快、过多；夏季纳凉适度，避免风扇直吹，空调温度不宜过低；秋冬季避免保暖过度，提倡"三分寒"，室内适当通风，保持空气清新。除此，还应注意：①保证充足的睡眠时间，养成夜间睡眠，白天活动的作息习惯；②衣着宜宽松，穿着过紧妨碍气血流通，影响生长发育；③养成良好的小便习惯，每日定时大便。

（3）推拿方法

1）摩腹　①位置：腹部。②操作方法：操作者用手掌掌面或食指、中指、无名指的指面附着于儿童腹部，以腕关节连同前臂反复做环形有节律的移动，每次 1～3 分钟。③功效：改善脾胃功能，促进消化吸收。

2）捏脊　①位置：背脊正中，督脉两侧的大椎至尾骨末端处。②操作方法：操作者用双手的中指、无名指和小指握成空拳状，食指半屈，拇指伸直并对准食指的前半段（图 4-2）。操作者从长强穴开始，双手食指、拇指相互配合，在食指向前轻推儿童皮肤的基础上与拇指一起将长强穴的皮肤捏拿起来，然后沿督脉两侧，由下而上，左右两手交替合作，按照推、捏、捻、放、提的前后顺序，自长强穴向前捏拿至脊背上端的大椎穴，此为一次。根据病情和儿童的体质可捏拿 4～6 次。从第 2 次开始，操作者可根据不同脏腑出现的症状，采用"重提"的手法，有针对性地刺激背部脏腑腧穴，加强捏脊效果。在第 5 次时，于儿童督脉两旁的腧穴处，用双手拇指、食指合作分别将脏腑腧穴皮肤，用较重的力量在捏拿的基础上提拉一下。于捏拿第 6 次结束后，用双手拇指指腹在儿童腰部肾俞处按揉。③功效：消食积、健脾胃、通经络。

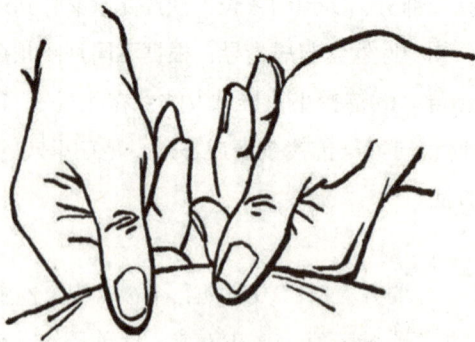

图 4-2　捏脊手法示意图

3）穴位按摩　①足三里穴：位于小腿前外侧，犊鼻穴下 3 寸，距胫骨前缘一横指。操作者以拇指按揉，每次 1～3 分钟。具有健脾益胃、强壮体质的功效。②迎香穴：位于鼻翼外缘中点旁，鼻唇沟中。操作者双手拇指分别按于同侧下颌处，中指分别按于同侧迎香穴，其余三指向手心方向弯曲，中指在迎香穴处做顺时针按揉，每次 1～3 分钟。具有宣通鼻窍的作用。

③四神聪：位于头顶部，百会穴前后左右各旁开 1 寸处，共 4 穴。用手指逐一按揉，先按左右神聪穴，再按前后神聪穴，每次 1～3 分钟。具有醒神益智的功能。

4）注意事项　①根据需要准备爽身粉等按摩介质。②操作者双手保持清洁，修剪指甲，防止划伤儿童皮肤。③寒冷季节，保持操作者双手温暖，搓热后再行操作，避免刺激儿童，造成紧张。④手法应柔和。⑤局部皮肤破损、骨折处不宜按揉。

（二）学龄前期儿童中医健康状态调理

学龄前期（4～6 岁）儿童体质增强，活动能力较强，求知欲旺盛。这一时期儿童应注意合理饮食、预防伤害、保障儿童身心健康。

1.体格锻炼　加强体格锻炼，增强小儿体质。要有室外活动场所，安排适合该年龄特点的锻炼项目，如跳绳、跳舞、踢毽子、做保健操等。保证每天有一定时间的户外活动，接受日光照射，呼吸新鲜空气。

2.饮食调养　食物种类多样化，以谷类为主食，同时进食牛奶、鱼、肉、蛋、豆制品、蔬菜、水果等多种食物，注意荤素搭配。同时，培养儿童良好的饮食习惯，按时进食，不多吃零食、不挑食、不偏食。培养独立进餐能力。若出现大便干结，可多食绿色蔬菜（芹菜、菠菜等）、水果（苹果、香蕉等）、粗粮（玉米、燕麦等）；忌食香燥、煎炸、辛辣、油腻食品。若出现腹泻，可进食薏苡仁、山药等；忌食生冷、油腻食物。食欲不振的儿童，可吃扁豆、莲子、山楂等；忌食寒凉、煎炸、甜腻食物。

3.起居调摄　养成良好的生活习惯，根据气温变化，及时增减衣物。

4.心智培育　鼓励儿童提问，尊重其好奇心，对儿童的提问给予耐心解释。适当放手，保护学龄前儿童对周围事物的探索欲望。鼓励其与他人交往，培养积极向上的生活态度。注意独立与适应能力的培养。

5.疾病预防　防病的根本措施在于增强体质。对反复呼吸道感染儿童进行辨证调补，改善体质，减少发病，哮喘缓解期扶正培本，控制发作；对厌食儿童调节饮食，调脾助运，增进食欲等。

（三）学龄期、青春期儿童中医健康状态调理

学龄期是从入小学起（6~7 岁）到青春期（13~14 岁）开始之前。学龄期儿童体格生长速度相对缓慢，除生殖系统外，各系统器官外形发育均已接近成人。进入青春期后进入体格发育第二高峰，同时生殖系统发育加速，并逐渐成熟。学龄期儿童及青春期少年是身心发育的重要时期，需关注此期生长发育各项指标，同时注重营养，并针对可能出现的各种心理、情绪及行为问题，开展情志方面的调理和行为的指导。鼓励参加体育锻炼，预防视力下降、营养不良、缺铁性贫血、肥胖等疾病。

二、妇女的中医健康状态调理

《医宗金鉴》曰："男女两科同一治，所异调经崩带症，嗣育胎前并产后，前阴乳疾不相同。"中医学在很早以前便认识到女性不仅在生理上有别于男性，在疾病状态上也异于男性。妇女由于经、带、胎、产等生理特点，多精血耗伤，表现为"气有余而血不足"，加之现代女性多肩负家庭、工作、生活等重任，易出现七情失和，致脏腑失调，气机失于调畅，其病理状态特征表现为妇女多与"郁"相关，久郁化火，火热伤津液，炼液为痰，痰聚则形成包块，如

癥瘕、积聚、乳癖等病证。故对妇女的调理应充分考虑其特殊的生理、病理特点。

（一）月经期调理

月经期间，血室空虚，邪气容易入侵；气血失调，情绪易于波动，同时机体抵抗力下降。应注意保持卫生，避免过劳和受寒，应做到饮食有节和情志舒畅。

1. 保持清洁　月经期血室空虚，邪毒容易感染和侵袭胞中，应保持外阴清洁。禁止性交、盆浴、游泳和阴道检查。

2. 避免过劳　避免重体力劳动和剧烈体育运动。

3. 避免寒凉　加强寒温调摄，注意保暖。忌在烈日高温下劳动。

4. 饮食有节　经期注意饮食调摄，宜吃清淡而富有营养的食品。

5. 调畅情志　防止情志损伤，注意保持心情舒畅。

（二）妊娠期调理

妊娠期间，妇女阴血下注冲任，以养胎元，因此可表现为"血感不足，气易偏盛"的特点。妊娠初期，由于血聚于下、冲脉气盛、肝气上逆、胃气不降，出现饮食偏嗜、恶心呕吐、晨起头晕等现象，20～40天后，症状多能自行缓解。妊娠3个月后，白带稍增多，乳头、乳晕颜色加深。妊娠4～5个月后，孕妇可自觉胎动，胎体逐渐增大，小腹逐渐膨隆。妊娠6个月后，胎儿渐大，阻滞气机，水道不利，可出现轻度水肿。妊娠末期，胎儿先露部压迫膀胱、直肠，可见小便频繁、大便秘结等现象。根据妊娠期间出现的各种生理表现，可采取相应的措施进行调理。

1. 劳逸结合　不宜操劳，不持重物，不攀高涉险，以免伤胎。保持充足的睡眠。

2. 调养饮食　饮食宜清淡，可根据妊娠不同时期给予不同营养以逐月养胎。孕早期可少食多餐，清淡、适口为宜，应尽量多摄入谷类、水果，补充叶酸。孕中、孕末期适当增加鱼、禽、蛋、奶、瘦肉、海产品的摄入，常食含铁丰富的食物。注意多食酸则伤肝，多食苦则伤心，多食甘则伤脾，多食辛则伤肺，多食咸则伤肾。均衡饮食，戒烟戒酒，少食辛酸、煎炒、肥甘、生冷。

3. 调畅情志　保持心情舒畅，情绪稳定，气机调和，以免影响胎儿发育。

4. 起居有常　顺应四时气候变化，宜静养，勿劳。注意久视伤血，久卧伤气，久坐伤肉，久立伤骨，久行伤筋。慎起居，适度活动，以促进胎儿的发育，利于分娩。妊娠早期及妊娠7个月后，戒房事，以免损伤冲任、胞脉，而引起胎动不安或小产、病邪内侵。穿着宜宽松，不可紧束腹部和乳房。

5. 谨慎用药　凡峻下、滑利、祛瘀、破血、耗气及一切有毒药品，应慎用或禁用。有疾患必须使用时，遵医嘱应用。

6. 常见异常情况的调理

（1）妊娠呕吐　妊娠早期，出现头晕、乏力、食欲不振、厌油腻、恶心、晨起呕吐等反应，属早孕反应，可通过含服少量鲜姜片、乌梅、陈皮等缓解或减轻呕吐；或取橘皮20g，洗净入砂锅，去渣取汁，代茶饮用。

（2）妊娠便秘　妊娠期妇女易出现便秘，久之易诱发痔疮或使原有痔疮加重。便秘未加改善，排便时孕妇腹内压增大，可致胎动不安。妊娠便秘重在预防，孕妇平时可多食富含粗纤维的蔬菜，多食香蕉、蜂蜜等促进排便的食物。适当运动，养成定时排便的习惯。

（三）产褥期调理

妇女产后阴血骤虚，元气耗损，百脉空虚，容易出现虚弱、怕冷、怕风、多汗、微热等现象。应合理调养，促进机体尽快恢复。

1. 寒温适宜　根据气候变化，恰当着衣，以免伤寒或中暑；居室避风，产妇不可当风坐卧，同时也需保证空气流通。

2. 劳逸适度　充分休息，保证睡眠时间，不可劳累，以免导致恶露不绝，子宫脱垂。

3. 注重营养　饮食要易于消化，添加营养丰富的汤汁类食物，如鱼汤、骨头汤、猪蹄汤等，保证乳汁分泌量；适当摄入高质量的脂肪，如橄榄油、坚果等，利于婴儿大脑发育，促进脂溶性维生素的吸收；多食用新鲜蔬菜和水果，避免辛辣、刺激性食物。

4. 调畅情志　分娩后产妇需要适应新的角色要求和家庭成员结构的变化。其情志反应多受其性格、新生儿是否健康、家人的关心与支持、家庭经济状况等影响。若情志失调，部分产妇可出现产后抑郁，使得产妇和婴儿的健康与安全受到威胁。故应多鼓励和倾听产妇诉说心理感受，减少或避免精神刺激，指导产妇与婴儿进行交流、接触，通过对婴儿的照顾，培养和增强产妇的自信心。

5. 保持清洁　每天坚持梳洗、刷牙，勤换衣服及床单。产褥期有恶露排出，应保持外阴清洁卫生，用温开水清洗外阴，使用消毒卫生巾，内裤经常换洗并用日光消毒。

（四）哺乳期调理

哺乳期妇女应注重营养，坚持母乳喂养，每次哺乳前，乳母洗手，并用温开水将乳头洗净。采取正确的哺乳姿势，可取侧卧式或坐式，注意乳房不能堵塞婴儿鼻孔。为保证足够的乳量，哺乳期妇女还应注重营养，多喝汤水。哺乳期慎重服药，如确需服药，应咨询医生，不可盲目自行购药服用。

（五）更年期调理

《素问·上古天真论》曰："女子……七七，任脉虚，太冲脉衰少，天癸竭，地道不通，故形坏而无子也。"更年期妇女调理应以培固肾气、调养冲任为主；注意调畅情志，按时体检。同时还应保持乐观情绪，多食鸡蛋、瘦肉、牛奶等高蛋白食物，以及菠菜、西红柿、黑木耳、黑芝麻、核桃等调理气血。注意劳逸结合，定期体检，以便及早发现，尽早治疗。

三、老年人的中医健康状态调理

老年人随着年龄的增长，机体的生理功能衰退，阴阳气血、津液代谢和情志活动易发生异常，老年性疾病逐渐增多，加之老年人存在较多的家庭社会负面影响，如丧偶、丧子、独居、经济压力等。因此，对老年人的中医健康状态调理尤为重要。在调理中应顺其自任、顺应四时，强调天人合一的原则。可从饮食调养、情志调养、起居调摄、运动保健、穴位按摩等方面进行调理。

1. 饮食调养　脾胃为后天之本，老年人随着年龄的增长，脾胃逐渐虚衰，通过饮食调摄固护脾胃，对老年人生活质量提升具有重要意义。老年人饮食应以营养丰富、清淡易消化为原则。饮食宜多样化，粗细搭配，可经常食用莲子、山药、藕粉、核桃、黑豆等补益脾肾的食物。饮食宜清淡，可多吃鱼、瘦肉、豆类食品和新鲜蔬菜水果，不宜吃肥腻、过咸食物。此外，饮食调养还应顺应四时，如春季多食新鲜的菠菜、芹菜、春笋、芥菜等蔬菜。夏季多食西瓜、菠萝、番茄等水果，或者酌情食用其他清凉生津之品，诸如金银花、菊花、绿豆、冬瓜、生菜、豆芽等。秋季可选用滋阴润燥的药食，如沙参、阿胶、甘草等。冬季则可选用温补之品，如羊肉、肉桂等。

2. 情志调养　老年人情志调养的关键在于培养乐观的情绪，保持神志安定。老年人可通过欣赏音乐、习字作画、垂钓怡情、阅读旅游、种植花草等进行情志调养，达到身心愉悦的目的。

3. 起居调摄　老年人的生活起居应当谨慎，做到起居规律，睡眠充足。提倡顺应一年四季气候消长规律和特点来调节机体，及时增减衣物，合理安排劳寝时间，使人体与自然变化相适应，以保持机体内外环境协调统一，从而达到健康长寿的目的。老年人居住环境以安静清洁、空气流通、阳光充足、温湿度适宜、生活起居方便为宜。注意劳逸结合，穿戴舒适，保持良好的卫生习惯，睡前可用热水泡脚。

4. 运动保健　老年人可进行适当的体育锻炼畅通气血，强健脾胃，增强体质，延缓衰老。还可调畅情志，消除孤独垂暮、抑郁多疑、烦躁易怒等情绪。老年人运动锻炼要遵循因人制宜、适时适量、循序渐进、持之以恒的原则。运动量宜小不宜大，动作宜缓慢而有节律。运动时间以早晨日出后为佳。此外，运动中还应注意防止受凉感冒，避免运动损伤。适合老年人的运动项目有太极拳、八段锦、慢跑、散步、游泳、打乒乓球等，还可采取叩齿、导引、咽津等方法。若运动中出现哮喘、憋闷等身体不适，应及时停止运动。

5. 穴位按摩　可根据老年人身体的具体情况进行穴位按摩，可在选穴处以大拇指或中指指腹按压穴位并做轻柔缓和的环旋活动，以老年人感到穴位酸胀为度，每穴按揉 2～3 分钟，每天 1～2 次。可以选择的常见穴位有涌泉、足三里、关元、命门、太溪、三阴交、丰隆、期门、血海、合谷等。

思考题

1. 简述儿童、妇女各个阶段在中医健康状态调理中的饮食调养。
2. 简述妇女妊娠期调理的具体措施及常见异常情况的处理。

第三节　职业人群的中医健康状态调理

2016 年党中央、国务院召开的全国卫生与健康大会中指出：要树立"大健康、大卫生"的理念，做到全方位、全周期维护人民健康，关注生命全周期、健康全过程。没有全民健康，就没有全面小康。"健康中国"建设已成为我国新时期战略发展的重要目标。目前我国职业人群占总人口的 2/3，职业人群从事职业工作的时间涵盖生命全周期的最长阶段，他们在全面建设小康社会中发挥着至关重要的作用，职业人群的健康得不到保障，就不会有全民健康和全面小康。积极关注职业人群身心健康，识别影响职业人群健康的危险因素，并对其进行中医健康状态调理，可有效预防和减少职业病发生，具有重要的社会意义。

一、概述

当职业有害因素作用于机体，超出了机体自身代偿能力，则导致功能性或器质性病变，出现相应临床症状，进而影响工作、学习和生活，称为职业病。《中华人民共和国职业病防治法》将职业病定义为：企业、事业单位和个体经济组织的劳动者在职业活动中，因接触粉尘、放射性物质和其他有毒有害物质等因素而引起的疾病。

在我国大力推进实施"健康中国"战略的过程中，职业人群的健康得到重点关注，国家颁布了《中华人民共和国职业病防治法》《中华人民共和国基本医疗卫生与健康促进法（草案）》《"十三五"卫生与健康规划》《国家职业病防治规划纲要（2016—2020）》《"健康中国2030"规划纲要》等法律、规划、纲要等，保障职业人群的健康，同时职业病的防治、职业病的监管体制和保障机制亦日趋完善。

值得注意的是，随着社会经济的不断发展，工业化、城镇化及人口老龄化进程的加快，职业人群的健康面临着复杂多样的威胁，职业病的防治任重而道远。总的来说，目前我国职业病发病率呈上升趋势，传统职业病危害仍然严重，新的职业风险日益增加，职业健康问题不断出现，且高龄劳动者职业健康问题亟待解决。现阶段，传统的职业病尘肺仍然是我国最严重的职业病，截至2017年，我国报道的尘肺患病数为319761例，占所有职业病报道总数量的84.05%；其次是矽肺；职业性噪声聋排名第3位，职业性布鲁菌病从第13位上升至第4位。除此之外，新技术、新工艺、新材料的运用，以及作业方式的改变，使得如石墨烯技术运用、互联网技术、风电作业、高铁作业等职业相关人群常倒班、超时作业，甚至作业时有不当姿势等，易发生呼吸系统、心脑血管系统、肌肉骨骼系统疾病，新的职业健康问题不容忽视。再者，我国目前退休年龄延后，老年人仍从事职业劳动，如何保障职业老年人群的身心健康是我国面临的重要职业健康问题。

职业人群的健康状况与国家社会经济的发展和人民生活质量密切相关，他们的健康关系到社会经济的可持续发展，加强职业人群的健康管理，并将能突显中医特色的中医健康状态调理技术融入健康管理中，有利于全方位保障和促进职业人群健康。

二、影响职业人群健康的危险因素

职业对健康的影响通常除职业性有害因素本身外，还包括社会心理因素、行为生活方式。

（一）职业性有害因素

职业性有害因素是指在生产、劳动及作业环境中存在的危害劳动者健康的因素。主要包括：

1. 理化因素　①化学因素：铅、汞、苯、氯、一氧化碳、有机磷农药；粉尘、矽尘、煤尘等。②物理因素：高温、高湿、低温、高气压、噪声、电离辐射、紫外线、激光等。

2. 生物因素　动物皮毛上的炭疽杆菌、医护工作者可能接触到的病原微生物等。

3. 工作制度保障　工作作息制度不合理，如倒夜班、长时间劳作。

4. 工作环境布局　工作环境布局不合理，如将有毒工段与无毒工段安排在同一个区域。

（二）社会心理因素

1. 社会经济因素　经济社会的发展，各企事业单位竞争压力大，职业人群面临巨大的工作压力。另外，国家对职业人群的保护要求不断完善，在很大程度上影响着职业人群的健康。

2. 人际关系因素　人际关系的不和谐，影响职业人群的情感和工作的积极性，造成工作时心情不愉快、紧张，久之易抑郁、焦虑，既不利于工作的有效开展，又不利于个人身心健康。

3. 文化教育水平　职业人群若文化教育水平低或缺乏有关职业防护的专业知识，自我保护意识和自我健康监测意识薄弱，容易导致职业病的产生。

4. 职业卫生服务水平　医疗卫生服务水平及医护人员的能力、素质，很大程度上关系着职业病的防治工作。

（三）行为生活方式

日常不良的行为生活方式会促进职业性病损的发生和发展。如吸烟会提高石棉接触者发生肺癌的风险；高脂饮食会增加机体对二氧化碳诱发心血管损伤的易感性。

三、职业人群中医健康状态调理的措施

《国家职业病防治规划纲要（2016—2020）》明确了"十三五"期间我国职业病防治的总体要求、工作目标、主要任务和保障措施，其核心内容主要有：①强化源头治理。②落实用人单位主体责任。③加大职业卫生监管执法力度。④提升防治服务水平。⑤落实救助保障措施。⑥推进防治信息化建设。⑦开展宣传教育和健康促进。⑧加强科研及成果转化应用。

本部分着重对职业人群的中医健康状态调理措施进行阐述，此处所谓职业人群主要包括未患病职业人群与职业病人群两部分。未患病职业人群健康状态调理重在预防，从根本上杜绝危险因素作用于人体，即"未病先防"。如对职业人群进行健康教育，合理运用防护设施，规范安全操作规程，定期体检，增强职业人群的自我防护和自我保健意识；改变个人行为生活方式，如戒烟、戒酒、起居有常、合理锻炼等。职业病人群的调理则重在治疗，促进康复，防止复发，即"既病防变""瘥后防复"。如将职业病患者调离原工作岗位，给予合理、积极地治疗，预防并发症，促进康复，防止复发等。具体可以从以下四个方面进行调理。

1. 情志调理　积极的情绪、情感对人的健康有着极其重要的作用。职业人群面临高压、高危、高强度等工作性质，或者面临职场人际关系紧张等，易产生焦虑、抑郁等情绪，若情绪持续时间太长、太久，又不能及时宣泄，可积而成疾，引起神经官能症、消化性溃疡、哮喘等疾病，或者增加职业病产生的易感因素。因此可以通过倾诉、高歌、记日记等形式进行宣泄；通过听音乐、绘画、垂钓转移注意力；或者采用情志相胜法，以情胜情进行治疗。

2. 饮食调理　合理饮食对职业人群的健康状态具有重要作用，无论是预防职业病的发生，还是对职业病病情的辅助治疗、促进康复均发挥着有益影响。如对长期吸入生产性矿物性粉尘，有患尘肺高危风险的职业人群，平时饮食以清淡、营养丰富为原则，多食化痰的食物，如冬瓜、梨子、枇杷、陈皮等，注意多饮水。忌食海腥发物、辛辣煎炸之品。已患尘肺患者，根据中医辨证施治、施护，因中医并无尘肺之病名，多归属于"喘证""肺痿"等范畴，根据该病不同证型给予饮食调养，痰热郁肺者，可指导患者服用荸荠汁；肺虚者可食用补肺健脾的党参、黄芪、山药等。

3. 运动调理　规律、合理的运动锻炼有利于增强职业人群的身体素质，提高机体的防御能力，可降低职业病的发病风险。中医在运动方面强调动静结合、持之以恒、适度、循序渐进、因时因人制宜的原则。传统的运动养生保健项目如八段锦、太极拳、五禽戏、六字诀等。同时

为适应广大职业人群快节奏的生活、工作特点，形成了简便易学的运动养生八法：头常抬、胸常撸、肩常摇、丹常养、腰常转、腿常跷、膝常蹲、跟常颠。

4. 起居调理　主要是顺四时，根据自然界的变化规律妥善处理生活细节，保持良好的工作、学习、生活习惯。做到起居规律、劳逸结合、勿熬夜久坐等。如春季应夜卧早起，方能助阳气升发；夏季炎热，宜晚睡早起，不宜直吹空调、风扇；秋季应当早卧早起，以顺应阳气收敛，助肺气宣发，并酌情增减衣物；冬季宜"藏"，早睡晚起，日出而作，保证充足的睡眠，方利于阳气的潜藏，阴精积蓄。

思考题

1. 简述影响职业人群健康的危险因素。
2. 简述职业人群健康调理状态的侧重点及调理的具体方面。

第四节　常见慢性疾病的调理

一、呼吸系统

（一）COPD 与慢性支气管炎

1. 中医情志调理　本病患者病程较长，病情缠绵反复发作，经久难愈，易产生焦虑、抑郁心理，对治疗丧失信心。应加强情志护理，避免忧郁、恼怒等不良情绪刺激，指导患者采用自我调节情绪的方法，嘱家属多给予关心爱护和精神支持，使患者保持良好健康的心态，增强战胜疾病的信心。

2. 中医食疗与药膳调理

（1）饮食　以清淡、营养饮食为佳，多食瓜果蔬菜。禁忌辛辣刺激、生冷油腻、海腥发物等。

（2）药膳　①痰浊阻肺者，宜食莱菔子、白果、粳米同煮粥，早晚温热服之；痰热郁肺，口渴，舌红少津者可多予荸荠汁、梨汁、莱菔子汁。②肺肾气虚者，缓解期可服紫河车粉、沙参百合粥、黄芪党参粥或独参汤等。③阴虚水泛，浮肿明显者应忌盐，水肿消退后可进低盐饮食或食用赤小豆汤、鲫鱼赤豆汤、大枣粥、薏苡仁粥等以利水湿。

3. 运动调理　患者宜安静，卧床休息，取半卧位或前倾坐位。缓解期适当下床活动，可先在室内活动，根据病情逐渐增加活动量，如散步、做呼吸操、打太极拳等，以增强体质，改善肺部功能。也可坚持耐寒训练，如洗冷水脸、温水擦浴等提高机体抵御风寒的能力。

4. 中医特色技术调理

（1）阳虚水犯者，艾灸大椎、脾俞、肺俞、肾俞、命门、足三里、三阴交等穴以温阳化气行水。

（2）痰蒙神窍者，可针刺人中、内关、间使、丰隆等穴以开窍豁痰。

（3）虚证患者可灸足三里，或自我按摩肾俞、涌泉，或取肺、平喘、神门、肝、肾、内分泌、皮质下、肾上腺等穴。用王不留行籽在每穴耳郭内外对贴。

（4）可行夏季穴位贴敷，选肺俞、心俞、膈俞等穴以扶正祛邪。

（二）肺癌

1. 中医情志调理　情志不畅，精神抑郁，可使气机逆乱，阴阳气血失调，脏腑功能失常，故平时要保持良好心态，避免一切不良精神刺激，以利气血调和，促进康复。宜开导劝慰患者调情志，少忧郁，勿恼怒，心平气和、豁达开朗则肝气条达。

2. 中医食疗与药膳调理

（1）饮食　日常饮食宜清淡，易消化，富营养。定时、定量，少食多餐。勿暴食暴饮。不吃生冷、油腻、坚硬的食物，注意饮食卫生。

（2）药膳　①肺脾气虚者，可适量食用补脾益肺之品如山药、莲子、百合等。②阴虚热毒者，饮食应予高蛋白、高维生素、易于消化，又具有益气凉血功能的食物，如枸杞百合薏米粥。③气阴两虚、神疲乏力气短者，可给予大枣、北杏仁、粳米以益气养阴凉血，化痰止咳。④痰多患者宜多食薏苡仁、山药、荸荠等利湿食物，以润肺化痰，切忌肥甘厚腻之物，以免生湿助痰；有出血倾向者，饮食温度不宜过热。

3. 运动调理　病室宜安静整洁，定时开窗通风、空气消毒。病情较重者宜卧床休息，体位以舒适为宜。起居有常，适当运动，增强体质。避免过度疲劳，耗伤正气。可适当进行中医传统保健运动项目，如太极拳、八段锦等。肺癌阴虚发热者，夜间衣服不宜穿太多太厚，汗出后应及时擦干皮肤，更换衣被。胸闷气促者，应卧床休息，减少活动。取端坐位或半卧位，遵医嘱予氧气持续吸入。

4. 中医特色技术调理

（1）耳穴贴压　肺癌咳嗽咳痰者，遵医嘱选择肺、气管、神门、皮质下等穴；肺癌疼痛者遵医嘱选择神门、皮质下、交感、肺等穴。

（2）穴位按摩　肺癌发热者可选择合谷、曲池穴位按摩。

（3）穴位贴敷和隔姜灸　癌症患者接受放疗、化疗之后可配合穴位敷贴命门、肾俞，隔姜灸关元、足三里以增强体质。

二、循环系统

（一）高血压

1. 中医情志调理　做好心理疏导，及时缓解患者烦躁、焦虑等不良情绪；使患者认识到异常的情绪变化会使病情加重或恶化，并指导患者掌握一些自我调控情绪的方法，如释放法、转移法及躲避法等；多向患者介绍与疾病相关的知识和治疗成功的经验，增强患者信心，鼓励患者积极面对疾病；肝阳上亢者，应注意避免各种异常的情志刺激，尤其是郁怒刺激；气血亏虚、痰浊中阻者，应避免思虑过度，肾精不足者要注意避免惊恐。

2. 中医食疗与药膳调理

（1）饮食　饮食应清淡，易消化，以高维生素、高钙、低盐、低脂、低胆固醇饮食为宜。多食新鲜蔬菜水果及豆类食品。忌肥甘、炙煿之品，避免暴饮暴食，戒烟酒。

（2）药膳　①肝阳上亢者，宜食芹菜、菠菜、白菊花、罗布麻等清肝、平肝之品，也可选用菊花乌龙茶、决明子粥，以助平肝潜阳。忌食辛辣温燥及动火生风的食物，如肥猪肉、辣椒、公鸡肉等。②气血亏虚者，宜食益气养血的食物，如瘦肉、大枣、龙眼肉及阿胶等，还可服用人参茶、大枣粥，以补益气血。③肾精不足者，宜食补肾填精之品，如猪肾、黑芝麻、胡桃肉、山药等，还可选用猪肾粥、海参粥，以补益肾精。偏阴虚者，忌辛辣温燥的食物；偏阳虚者，应忌食生冷。④痰浊中阻者，宜食萝卜、冬瓜、梨、薏苡仁、茯苓等化痰利湿的食物，也可饮用鲜荷叶、鲜藿香、鲜佩兰沸水冲泡的三鲜茶，以化湿祛痰。⑤瘀血阻窍者，宜食山楂、三七、丹参等活血化瘀之品，还可适量饮用葡萄酒，有助于活血散瘀。

3. 运动调理　疾病发作时应卧床休息，尽量减少头部活动，尤其不要突然快速地转头，同时变换体位要缓慢，以防止眩晕加重。眩晕轻者可适度活动，选择太极拳、八段锦等锻炼方式，每日1次，每次30～60分钟有助于缓解症状。保证充足的睡眠，反复频发者不宜乘坐高速车、船，避免登高及高空作业。气血亏虚者，避免过劳，注意保暖，肾精不足者应慎房事。

4. 中医特色技术调理

（1）**穴位按摩**　肝阳上亢者可取风池、太阳、太冲、太溪等穴；气血亏虚者取气海、足三里、三阴交等穴；肾精不足者取百会、太溪、关元、复溜等穴；痰浊中阻者取丰隆、中脘、阴陵泉及头维等穴；瘀血阻窍者取血海、三阴交、合谷及太冲等穴。上述腧穴可采用点、按、揉、一指禅、推等方法进行穴位按摩，每穴刺激60～100次，每日3次。此外，各种患者皆可在头部运用点、按、揉、拿、推、抹、刮、叩等手法，可明显改善症状。

（2）**耳穴贴压**　取玉枕、内耳、神门、皮质下等穴，用王不留行籽贴压，每穴按压3～5分钟，每日3次，肝阳上亢者，加肝、肾；气血亏虚者加脾、胃；肾精不足者加肾；痰浊中阻者加脾、三焦；瘀血阻窍者加肝、三焦。

（3）**中药贴敷**　肝阳上亢者可用吴茱萸研末以醋调和，贴敷双侧涌泉穴，具有补肾、平肝、利水之功。

（二）冠心病

1. 中医情志调理　指导患者保持平和的心态，平淡静志，安心养病。避免不良因素的刺激，减少情绪波动，如七情过度，忧思恼怒，观看恐怖、兴奋、紧张、刺激的影视节目。同时注意避免不良信息或语言刺激。胸痛发作时，需陪伴安抚患者，适当采用转移法、音乐疗法等，放松心情，避免情绪紧张。

2. 中医食疗与药膳调理

（1）**饮食**　宜清淡少盐，多吃水果蔬菜，少食肥甘厚腻，戒烟酒，以免聚湿生痰，阻塞经络。平日少量多餐，忌暴饮暴食。

（2）**药膳**　①心血瘀阻者，当活血化瘀通络，可食用黑木耳、茄子、山楂、红糖等食物。②寒凝心脉者，当开痹通阳，饮食宜温热性，如饮少量米酒或低度葡萄酒，用少量干姜、花椒等调味，忌食生冷之物。③痰浊闭阻者，宜食健脾化痰之品，如竹笋、白萝卜、山药、薏苡仁等。④气阴两虚者，当滋阴养血，可选山药粥、百合银耳羹、莲子羹等，忌食辛辣刺激及热性食物。⑤心肾阴虚者，宜食清淡滋润之品，如木耳、银耳、百合、绿豆等。⑥心肾阳衰者，当温补心肾，可选用羊肉、牛肉、韭菜、洋葱等食物。

3. 运动调理　劳逸适度，动而有节。坚持运动，如散步、打太极拳等，以增强机体抗病能力，但运动量要适合本身的实际情况。胸闷心痛发作时，应绝对卧床休息，避免不必要的翻

NOTE

动，缓解期可适当下床活动，注意劳逸结合，避免过劳诱发或加重病情。

4. 中医特色技术调理

（1）耳穴贴压　以王不留行籽耳穴贴压，取心、交感、小肠等可缓解心胸疼痛，出现便秘者，可加胃、大肠、肺等。

（2）中药热敷　用川芎、乌头、细辛等研末制成药袋，烤热后热敷背部，适用于胸、背闷痛。

（3）中药离子导入　选用当归、丹参、红花、桃仁、钩藤、络石藤、羌活等药物组成制剂，进行离子导入，达到活血化瘀、温经通络止痛的作用。

（4）砭石疗法　将砭石放置在水中逐渐加热到 50～60℃后取出，置患者胸前，顺经络熨或推，或在背俞、巨阙、内关、通里等穴紧按慢提，可缓解胸痹心痛。

（5）穴位按摩　可取心俞、内关、郄门、膻中、巨阙、通里穴等穴行按揉或摩法，可缓解心痛胸闷不适；有便秘者，可顺时针按摩腹部，或指压足三里、大肠俞、脾俞、胃俞等。

三、消化系统

（一）慢性胃炎

1. 中医情志调理　指导患者调节情志，释放不良情绪，培养乐观豁达的生活态度，避免过劳、过逸及过度紧张，保持稳定平和的心态，培养愉悦心情，使气血和畅，营卫流通，改善体质。虚实夹杂或正虚邪实者，胃痛常反复发作，患者易出现紧张、忧虑、抑郁等不良情绪，引起肝气郁滞，致胃痛发作或加重。应积极疏导患者，指导患者采用有效的情志转移方法，如深呼吸、全身肌肉放松、听音乐等。消除情志刺激，保持心情舒畅，以利疾病康复。

2. 中医食疗与药膳调理

（1）饮食　以易消化、富有营养、少量多餐为原则，忌食粗糙、辛辣、肥腻、过冷过热的食物；禁食不鲜、不洁食物；胃酸过多者，不宜食用醋、柠檬、山楂等过酸食物；疼痛剧烈，有呕血或便血量多时应暂禁食。

（2）药膳　①寒邪犯胃者，饮食宜温热，易消化，可用葱、姜、大蒜等食物做调料，也可饮生姜红糖水。②饮食伤胃者，应控制饮食，痛剧时暂禁食，待病情缓解后，再进宽中理气消食之品，如萝卜、金橘、柠檬、槟榔等。③肝气犯胃者，宜食理气和胃解郁之品，如萝卜、柑橘、玫瑰花、合欢花等，悲伤郁怒时暂不进食，忌食南瓜、土豆等壅阻气机的食物。④脾胃湿热者，饮食宜清淡，或多食薏苡仁、南瓜、冬瓜等。⑤瘀阻胃络者，宜食行气活血之品，如山楂、薤白等。⑥胃阴不足者，宜食润燥生津之品，如牛奶、豆浆、梨、藕等。⑦脾胃虚寒者，以温中散寒理气作用的食品为宜，如红糖、生姜、萝卜等。

3. 运动调理　养成良好的生活习惯。起居有常，劳逸结合，适当运动，以促进血脉流畅，增强体质。虚证患者宜多休息以培养正气，避免劳累过度而耗伤正气。脾胃虚寒者，居室宜温暖，注意胃脘部保暖，避免风寒侵袭。胃阴亏虚者，居室宜湿润凉爽，适当休息，劳逸结合。胃热炽盛者，宜室温凉爽，光线柔和。

4. 中医特色技术调理

（1）艾灸法　取中脘、内关、足三里、脾俞、胃俞等穴。肝气犯胃者加太冲；饮食积聚者加梁门；胃阴不足、虚火上炎者加内庭；胃虚寒者加气海、关元；瘀阻胃络者加膈俞、公孙。

悬灸法，每次选 2～4 穴，每穴每次灸 15～20 分钟，以灸后局部皮肤潮红为度，每日 1 次，10 次为一个疗程。艾灸时应经常询问患者的局部感觉，避免烫伤。

（2）中药热敷　寒邪犯胃者用粗盐、生姜、葱头、吴茱萸、蚕沙各 1 份；脾胃虚寒者用草乌、干姜各 6 份，赤芍、白芷、胆南星各 2 份，肉桂 1 份或吴茱萸、干姜各 1 份。将药物稍打碎后装入棉布袋中扎好袋口，药袋置于蒸锅或微波炉中加热至 50℃。敷药之初先轻提药袋，使之间断接触皮肤，至温度适宜时将药袋热敷患处，遇发病即行药熨，可重复加热使用，用后晾干。

（3）耳穴贴压　取胃、肝、脾、神门、交感、十二指肠等穴。用王不留行籽贴压，每 3～7 天更换 1 次，每日按压 3～5 次，每次按压 30～60 秒。

（4）穴位注射　可选中脘、内关、足三里，用维生素 B_1 或维生素 B_{12} 或用当归注射液每穴注射 1～2mL，隔日 1 次。

（二）脂肪性肝炎

1. 中医情志调理　告知患者注意调养心神，患者在控制饮酒时可出现情绪不安、暴躁、易怒、出汗、恶心等反应，应鼓励患者在戒酒时保持积极、乐观的心态。鼓励家属对病人多关心和照顾，帮助病人克服忧郁、疑虑、悲伤等不良情绪。

2. 中医食疗与药膳调理

（1）饮食　以清淡平和、营养丰富均衡为宜，食物中的蛋白质、碳水化合物、脂肪、维生素、矿物质等要保持相应比例；绝对禁酒，最好禁烟；低脂低糖低盐饮食，选用脱脂牛奶，烹调时尽量选用植物油，少食动物内脏、肥肉、鱼子、脑髓等含脂肪、胆固醇高的食物，少食煎、炸食物，少吃甜食，每天盐的摄入量控制在 5 克之内；保证充足蛋白质的摄入，如鱼、虾、瘦肉、海米等；多食用含维生素、纤维素多的食物，如蔬菜、水果、粗粮等；少食刺激性食物，如葱、姜、蒜、辣椒、胡椒等；少吃不洁、半生水产品。

（2）药膳　①肝络郁滞较严重，有肝区胀痛、嗳气不舒、体形肥胖的脂肪肝患者可用白萝卜、胡萝卜、青萝卜、玫瑰花少许煮玫瑰萝卜汤或荸荠鲤鱼汤以疏肝解郁、化痰散络。②形肥、苔腻或有水肿的水湿停滞型脂肪肝患者可食用玉米须冬葵子赤豆汤，也可常食用山楂、绿茶以消食健胃、解毒降脂。

3. 运动调理　适当增加运动可以有效地促进体内脂肪消耗，合理安排工作，做到劳逸结合。运动以自身耐力为基础，循序渐进，持之以恒。采用中、低强度的有氧运动，如慢跑、游泳、快步走等。睡前进行床上伸展、抬腿运动，可改善睡眠质量。

4. 中医特色技术调理　可以通过针灸、穴位注射、按摩、耳穴贴压等技术缓解和改善症状。

（三）乙型病毒性肝炎

1. 中医情志调理　中医学认为情志过度就要损伤五脏，怒则伤肝。因此，乙肝患者要保持良好的心态，切忌生气，所谓"制怒节欲"。指导患者保持心情愉悦，情绪稳定，避免过怒、过悲及过度紧张等不良情绪的刺激。肝郁气滞者，尤其要使患者肝气条达，保持乐观情绪，帮助病情恢复。肝络失养者，戒恼怒，慎悲愤，以防动火伤阴。

2. 中医食疗与药膳调理

（1）饮食　宜清淡易消化，定时定量，勿暴饮暴食，忌肥甘厚味或辛辣之品，如动物内脏、肥肉等，以防湿热内生。应多吃蔬菜、水果、瘦肉及豆制品，绝对不能饮酒。

（2）药膳　①肝郁气滞者，宜食疏肝解郁、行气止痛之品，如萝卜、金橘、佛手等，可饮用玫瑰花茶、橘皮粥、佛手酒等。②瘀血阻络者，宜食用活血通络、清热凉血之品，可饮用梨汁、藕汁、牡丹花茶、桃仁槟榔酒等，不宜食用生冷食物。③肝胆湿热者，宜食清热利湿食物，如西瓜汁、绿豆汤、冬瓜汤、荸荠汁等，鼓励患者多饮水，忌食油腻、海腥辛辣之品。④肝络失养者，饮食应富于营养，以补肝血为主，宜食沙参枸杞子粥、麦冬粥、合欢花蒸猪肝、清炖母鸡、瘦肉、鸡蛋等，多食水果和蔬菜，如西瓜、梨、藕、百合等。

3. 运动调理　注意起居有常，因"卧则血归于肝"，故要适当卧床休息，轻者可适当运动，避免负重，防止过劳，尤其是急性期患者，特别要提出的是当忌房事。根据患者的兴趣爱好，选择适宜的业余活动，以分散其注意力，指导患者应用放松术，如缓慢的深呼吸、全身肌肉放松等。

4. 中医特色技术调理

（1）皮肤针　用皮肤针叩刺胸胁疼痛部位，开加拔火罐。

（2）穴位按摩　在两侧胁肋部自上而下按摩，每次 10 分钟，每天 2～3 次。

（3）穴位注射　选择期门、太冲、阳陵泉、三阴交、支沟等穴位，用 10% 葡萄糖、维生素 B_1 或维生素 B_{12} 进行穴位注射。

（4）拔罐　患者取俯卧位，在背部均匀涂抹凡士林油，选择大小适宜的火罐，用闪火法将罐扣于大椎穴处，自上而下，由内向外沿两侧背俞穴循环走罐，直到背部皮肤潮红并出现瘀血为止。

（5）中药热敷　肝络失养者，可用生姜、韭菜、葱白、艾叶，加盐炒热后，装入布袋，待温度适宜，敷于患处。

（四）胃癌

1. 中医情志调理　本病诱因常为情志不畅，故须避免忧思恼怒，保持心情愉快、开朗，增强自身抗病能力。对气滞者着重做好情志护理，当郁怒、悲伤时暂停进食，并做好开导工作。精神刺激或情绪激动，往往引起肝气郁滞犯胃，致病情加重，指导病人克服不良情绪的影响，保持乐观心态，树立战胜疾病的信心。

2. 中医食疗与药膳调理

（1）饮食　切忌暴饮暴食和饥饱不均。勿食生冷、炙煿、有刺激性的食物。饮食要定时定量，以清淡易消化为宜，戒酒。

（2）药膳　①气滞患者可常食大蒜、韭菜、香菜、萝卜、柑橘等。②血瘀患者可常食山楂片。③脾胃虚寒患者可常食南瓜、扁豆、蚕豆、莲子、栗子、胡桃、龙眼、鸡肉、牛肉、羊肉、豆制品、鳝鱼、河虾等。④阴虚患者可常食梨、藕、荸荠、甘蔗、百合、杨梅、柿子、银耳、花生等。

3. 运动调理　适当休息，不可过劳，尤其进餐后应休息半小时以上。病人不宜做剧烈运动，但可以散步、慢跑、做体操、打太极拳等活动，促进血液循环，增加胃肠蠕动，调整脾胃功能，从而提高抵御疾病的能力。

4. 中医特色技术调理　可根据辨证分型选择相应的中医护理技术，如艾灸法、中药热敷、耳穴贴压、穴位贴敷等。

（五）肝癌

1. 中医情志调理　避免情绪波动，保持乐观的精神状态，应尽量避免或减少引起情绪波动的各种刺激。保持开朗乐观心态，不要忧虑、紧张，护理人员和家属应从多方面进行关心和开导。

2. 中医食疗与药膳调理

（1）饮食　肝癌病人多有食欲减退、恶心、腹胀等消化不良的症状，故应进食易消化食物，以助消化而止痛，进食切勿过凉、过热、过饱，忌食肥甘厚腻之品。因患者食欲差，进食量少，故应提高膳食的热量，进食易于消化吸收的脂肪，如蜂王浆。肝癌晚期病人多处于全身衰竭状态，进食困难，可服用提高免疫力的药品。

（2）药膳　①肝瘀脾虚者，饮食宜健脾益气，疏肝软坚之品，如茯苓、白术、山药、太子参泡水饮，食用党参黄芪粥、茯苓粥、金橘山药薏米粥等。②湿热毒聚者，饮食宜选择清热利湿，凉血解毒之品，如萝卜、黄瓜、冬瓜、薏苡仁、赤小豆、西瓜、鲜藕汁，可食用绿豆薄荷薏米粥。③脾虚湿困者，可食健脾益气，利湿解毒之品，如黄豆、牛肉、鸡肉、泥鳅、香菇、大枣、柑橘等，药膳如芪苓粥、山药甲鱼汤等。④肝肾阴虚者，宜食清热养阴、软坚散结之品，如枸杞子、当归、百合、沙参、麦冬等，药膳如桑椹粥、百合粥、枸杞甲鱼汤等。

3. 运动调理　肝癌脾虚湿困者，房间宜温暖、向阳，多备衣物，防止受寒。劳逸结合，根据具体情况适当参加一些体育运动，如晨起散步、做操、打太极拳等。

4. 中医特色技术调理

（1）穴位贴敷和隔姜灸　肝癌患者，可选章门、肝俞、期门、关元等穴给予中药穴位贴敷，每日1次。脘腹胀满者可加隔姜灸神阙穴。

（2）穴位按摩　肝癌疼痛者，可穴位按摩肝俞、足三里、阳陵泉、期门、三阴交等穴位。

四、泌尿系统

（一）前列腺增生

1. 中医情志调理　前列腺增生患者容易出现抑郁或焦虑的情绪，可经常参加适宜的文体活动，保持心情舒畅，情绪稳定，消除精神压力，豁达乐观，避免忧思恼怒，切忌过度劳累。

2. 中医食疗与药膳调理

（1）饮食　前列腺增生患者应以清淡、易消化饮食为佳，多吃蔬菜瓜果、含锌的食物，如南瓜子；并少食辛辣刺激及肥甘之品，戒酒，以免加重排尿困难。

（2）药膳　根据不同证型可选用中医药膳方：①湿热下注者，可食用滑利渗湿之品，可选用赤小豆粥、冬瓜汤，车前草煎汤代茶饮，亦可选用茅根瘦肉汤药膳调理。②肾阳不足者，可选用桂浆粥（肉桂5g，车前草30g，粳米50g。先煎肉桂、车前草，去渣取汁，后入粳米煮粥，熟后加入红糖，空腹食用）。③脾肾气虚者，可选用参芪冬瓜汤。④肾阴虚者，可食用养阴清热之品，如黑豆粥或补髓汤。

3. 运动调理　本病脑力劳动者的发病率明显高于体力劳动者。可见，体育运动对于控制前列腺增生的确有作用。建议中老年人每天坚持一定量的运动，如太极拳，配合内养功、放松功，对于改善排尿，或减少夜间排尿次数均有一定作用。

4. 中医特色技术调理

（1）艾灸法　体虚者可灸关元、气海。

（2）推拿法　可采用少腹、膀胱区按摩法，以食指、中指、无名指三指并拢，按压中极穴；或用揉法或摩法，按顺时针方向在患者下腹部操作，由轻而重，用力均匀，待膀胱成球状时，用右手托住膀胱底，向前下方挤压膀胱，再用左手放在右手背上加压使排尿。

（3）外敷法　用热毛巾或热水袋湿敷小腹部，也可采用热水坐浴，以松弛膀胱括约肌和尿道各部位的痉挛，或食盐半斤炒热，布包敷熨脐腹，待冷即可。

（二）肾病综合征

1. 中医情志调理　患者多有慢性水肿表现，由于病程长，病情反复，思想上易产生悲观失望情绪，家人应多给予患者精神安慰，鼓励患者说出产生焦虑、恐惧、悲观的原因，并进行有效的心理疏导。使患者了解肾病综合征需要长期坚持治疗，良好的依从性是患者预后的关键。帮助和指导患者应用松弛术，如缓慢的深呼吸、全身肌肉放松、听轻音乐等。

2. 中医食疗与药膳调理

（1）饮食　饮食宜清淡、易消化、富有营养，少食酸性食物，多食新鲜蔬菜。忌生冷油腻、辛辣刺激、海腥发物及动物内脏，并限制盐的摄入。水肿时应低盐饮食（每日食盐量3～4g），肿势重者应予无盐饮食，肿退之后，亦应注意饮食不可过咸。日常应给予正常量的优质蛋白（富含必需氨基酸的动物蛋白）饮食。尽管患者丢失大量尿蛋白，但由于高蛋白饮食增加肾小球高滤过，会加重蛋白尿并促进肾脏病变进展，故目前一般不再主张应用。为减轻高脂血症，应低脂饮食，以每日不超过40g油脂为宜。少食动物油脂，多食植物油，如芝麻油。平时可予玉米须30g、红枣10g，煮水代茶。

（2）药膳　根据不同证型可选用中医药膳方：①水湿浸渍者宜食健脾渗湿之品，减少尿蛋白，如鲤鱼赤小豆汤、薏苡仁粥。②湿热壅盛者可多食冬瓜粥以清热利水。③肾虚水泛者可食复方黄芪粥，黑芝麻、核桃等。④肾阳虚衰者可食乌贼鱼或鲫鱼汤，增加鱼、瘦肉、鸡蛋的摄入，选用红枣汤、瘦肉粥、山药粥等。

3. 运动调理　凡有严重水肿、低蛋白血症者需卧床休息。水肿消失、一般情况好转后，可起床活动。指导患者选择适当的活动方式，如床上活动，特别是肢体活动，以减少血栓形成，下床活动以不引起疲乏为宜；嘱患者预防感冒，避免久留于过冷、过热及人流拥挤的地方。

4. 中医特色技术调理

（1）穴位贴敷　贴压复溜、水分、关元、三阴交、足三里等穴，可利水消肿。

（2）中药洗浴　用于水湿浸渍患者。

（3）艾灸法　运用于脾阳不振、肾阳虚衰的患者，艾灸脾俞、肾俞、三阴交、命门、阳陵泉、委中等穴。

（4）外敷法　芒硝外敷局部水肿部位可清热利水消肿。

（5）穴位按摩　可指压内关、合谷等穴降逆止呕，适用于泛恶欲呕者。

五、血液系统（贫血）

1. 中医情志调理　贫血患者病程较长，容易产生抑郁、焦虑等情绪，应根据患者的情绪变化，综合应用移情、疏导等方法，让患者感到亲切、舒适、安全，使其保持乐观平和的心态。尽量让患者怡情悦志，避免各种不良刺激，做到喜怒有节，保持心情舒畅。

2. 中医食疗与药膳调理

（1）饮食　饮食应营养均衡，预防为先，供给高蛋白饮食，纠正不良饮食习惯。宜多食补血类食物，如猪肝、菠菜、红枣、龙眼肉、瘦肉、鸡蛋、黑木耳、核桃，食用菠菜猪肝汤、木耳鸡蛋汤。

（2）药膳　可配合选用中医药膳方：①巨幼细胞性贫血之气血亏虚患者可食用当归黄芪炖鸡、黄芪鸡汁粥、桂圆莲子汤、参枣汤等。②缺铁性贫血可食用木耳鸡蛋汤、豆腐猪血汤、菠菜粥、桂圆花生汤、桑椹糯米粥、首乌红枣粥、当归红枣粥等。③再生障碍性贫血患者可食用羊骨粥、葱烧海参、补髓汤。④溶血性贫血湿热内盛者可食用无花果叶茶、乌贼骨炖猪皮等。此外缺铁性贫血还应忌饮浓茶，因茶中鞣酸阻止铁的吸收。

3. 运动调理　运动强度要适宜，不宜做剧烈运动，可选练具有保健养生作用的功法。缺铁性贫血和巨幼细胞性贫血患者可选用的主要功法为内养功，配合强壮功、简化太极拳或行步功等。再生障碍性贫血的患者可练强壮功，坐站兼用，配合保健功、太极拳。

4. 中医特色技术调理

（1）穴位按摩　点压按揉中脘、神阙、关元等穴。

（2）耳穴贴压　取心、肝、脾、胃等耳穴，进行耳穴贴压。

（3）捏脊法　可辅助治疗小儿缺铁性贫血。

（4）艾灸法　以百会、关元、足三里为基本用穴，隔姜灸7壮，每日1次，10次为1个疗程。

六、内分泌系统

（一）甲亢

1. 中医情志调理　甲状腺功能亢进的致病因素与内伤七情关系密切，患者常表现为易激动或发怒。在日常生活中，戒暴怒，除烦恼，避忧思，应乐观豁达，情志舒畅，是甲状腺功能亢进患者情志调摄的第一要诀。要遇事不怒，静心休养。常听优雅动听的音乐，养成种花、养鱼、养鸟等习惯以怡情养性，安静神志，逐渐消除精神症状。音乐疗法对甲亢患者可起到一定的治疗作用，但不宜收听收看强烈刺激及疯狂节奏的音乐，以免因过于激动而妨碍治疗。

2. 中医食疗　①总的饮食原则以高蛋白、高糖、高纤维素及含钙钾丰富的食物为宜。如进清淡含维生素高的蔬菜、水果及营养丰富的瘦肉、鸡肉、鸡蛋、淡水鱼等，以满足机体因代谢亢进而引起的消耗。②多食养阴生津之品，如银耳、香菇、淡菜、燕窝，多进梨汁、藕汁、西瓜汁等。③甲亢患者应禁忌海味，如海带、紫菜、海鱼等含碘食物。④食用无碘盐。如为加碘盐应将加碘盐经高温炒一段时间后食用，让碘挥发。⑤禁忌辛辣食物、浓茶、咖啡、烟酒。⑥多汗者可常食用金针菜红糖粥，心悸者可食用百合莲子粥。

3. 运动调理　建议适当地进行休息与运动。当临床症状显著时应及时卧床休息，尤其是饭后1～2小时应限制运动；临床症状明显改善时，在注意休息的同时应该适当进行活动或气功强壮法锻炼，切忌过度劳累。

4. 中医特色技术调理

（1）耳穴贴压　可选心、脾、肾、交感、神门、内分泌、皮质下等，嘱患者经常按压耳穴。

（2）穴位按摩　指导患者睡前用温水泡脚，并按摩足底穴位，重压涌泉穴，促进睡眠。

（二）糖尿病

1.中医情志调理　本病病程长，患者易产生急躁、忧虑、恐惧、悲观情绪，指导患者掌握疾病相关知识，提高自我防治疾病的能力，消除轻视、麻痹的思想，养成良好的行为习惯，有效控制血糖，减少并发症。对五志过极，郁怒气逆者，可采用以情胜情、劝说开导及释疑解惑等方法，调适患者情志，避免因七情过极而加重病情。

2.中医食疗与药膳调理

（1）饮食　根据糖尿病饮食要求控制碳水化合物的摄入，选择高纤维素、低糖、低淀粉、营养丰富、易消化的食物，忌烟酒，勿暴饮暴食。可适当进食芡实、枸杞子等补肾之品，食疗方加芡实瘦肉汤。②宜选择混合餐，每餐进食种类包含主食、蔬菜、肉蛋类等；粗细粮合理搭配，少食多餐，细嚼慢咽。③适当增加膳食纤维的摄入，如燕麦、芹菜、韭菜等，以增加饱腹感，延缓食物吸收，稳定血糖。④口干者可口含乌梅，多食凉拌黄瓜、蓝莓山药、葛根鱼汤。⑤倦怠乏力者进食补中益气类食物，如山药、鱼肉、香菇等，食疗方如乌鸡汤、香菇木耳汤、山药炖排骨。

（2）药膳　根据不同证型可选用中医药膳方：①肺热津伤者可多食生津润燥类食物，如百合、西葫芦等，可选用鲜芦根、麦冬、天花粉、玄参煎水代茶饮，或饮用菊花玉竹茶、苦丁茶等。②胃燥阴伤者可用天花粉、黄连各90g，为末，炼蜜为丸，麦冬煎汤送服，地骨皮50g煎水代茶饮。③肾阴亏虚者宜食枸杞粥、桑椹汁、黄精粥、黄芪瘦肉汤、地黄汤等，以滋补肾阴。④肾阴阳两虚者可食杜仲腰花、桂心粥、韭菜粥等温阳滋肾。

3.运动调理　以有氧运动为主，包括慢走、打太极拳、练养生功等，以增强体质，保持标准体重。运动量以不感到疲乏为宜。

4.中医特色技术调理

（1）穴位贴敷　可用姜片、冰片、细辛、肉桂、丁香等，贴敷肾俞、脾俞、气海。

（2）耳穴贴压　根据病情需要可选择皮质下、内分泌、糖尿病点、脾、胰、饥点等穴位。

（3）艾灸法　适用于阳虚者，取穴足三里、关元、气海，或穴位贴敷肾俞、脾俞、足三里以调节脏腑气血功能。

（4）中药泡洗　适用于下肢麻、凉、痛者，遵医嘱选用活血通络止痛之剂。水温以37～40℃为宜，时间20～30分钟，严防烫伤。

（5）穴位按摩　肾阴亏虚者，可按摩足少阴肾经、足厥阴肝经及任督二脉，取肾俞、太白、太溪、关元、三阴交等穴。

（6）中药保留灌肠　适用于消渴病合并肾脏损害者。

（三）肥胖症

1.中医情志调理　多数肥胖患者表现为自卑、焦虑，可结合中医辨证分型，分别进行说理开导、节制郁怒或疏泄法等情志调理，减轻患者心理压力。

2.中医食疗与药膳调理

（1）饮食　饮食调理适合肥胖患者的各个阶段，忌多食和暴饮暴食。饮食宜清淡、低脂、低盐，忌肥甘厚味、辛香燥烈的高热量饮食，多食蔬菜、水果，适当补充蛋白质。

（2）药膳　根据不同证型可选用中医药膳方：①脾虚湿阻者可选用赤小豆粥或薏仁冬瓜

汤、茯苓饼等，有健脾化湿的功效。②脾肾阳虚者可选用生姜羊肉汤，配以肉桂、陈皮，有温阳化气之功。③胃热湿阻者可选用车前草叶羹、荷叶饭等，有清热利湿之功。④肝郁气滞者可选用山楂银菊茶、佛手陈皮茶等，有疏肝行气之功。

3. 运动调理　加强有氧运动，可进行散步、慢跑、游泳、打球、打太极拳等运动。

4. 中医特色技术调理

（1）穴位按摩　常虚掌拍打脂肪堆积之处（如小腿、小腹），按揉足三里、丰隆、天枢等穴位。

（2）耳穴贴压　选取内分泌、脑、肺、胃、口、贲门等耳穴。

（3）针刺疗法　选取外陵、天枢、滑肉门、水分等行针灸治疗。

（4）推拿法　循经点穴推拿减肥，循肺、胃、脾、肾经走行推拿，点中府、云门、提胃、升胃、中脘、气海、关元等穴，然后换俯卧位，推膀胱经，点脾俞、胃俞、肾俞等穴。

（四）痛风

1. 中医情志调理　痛风患者由于疼痛，容易出现焦虑情绪。故临床上应关心帮助患者，嘱患者积极配合治疗，同时做好家属的思想工作，共同配合纠正患者的不良心理状态，缓解患者的精神压力。

2. 中医食疗与药膳调理

（1）饮食　调整饮食结构，多饮水，长期控制嘌呤的摄入。多食富含矿物质的蔬菜和水果等碱性食物，有利于尿酸的溶解和排出。多吃五谷杂粮、蛋类、奶类，忌动物内脏、黄豆制品、香菇、海鲜、紫菜、芦笋、啤酒及辛辣刺激性的食物。尽量不食肉、鱼、禽类，若要食用，可经煮沸弃汤食少量。湿热痹阻者应多饮水，以清热祛湿利尿；肝肾阴虚者可多食调补肝肾之品，如枸杞粥等。

（2）药膳　根据不同证型可选用中医药膳方：①湿热痹阻者可食用马齿苋米仁汤或土茯粳米粥，有清热利湿通络之功，适用于关节红肿热痛明显的痛风急性期，平时可饮用车前草茶，有清热利湿之功。②肝肾阴虚者可食用枸杞粥，以滋补肝肾。③瘀热阻滞者可食用桃仁粥，辅助活血祛瘀，通络止痛。④痰浊阻滞者可食用赤豆薏仁粥，有健脾祛湿之功。

3. 运动调理　注意劳逸结合，坚持适度运动，尤其是肥胖患者，需要接受运动疗法指导。可进行做关节操、散步、打太极拳等运动，但应避免劳累或受凉。有氧运动虽对血清尿酸值无影响，但可减少体脂肪，改善轻度高血压、糖耐量受损，以及痛风的各种合并症状。

4. 中医特色技术调理

（1）穴位调理　局部阿是穴按揉或者施灸。

（2）熏洗疗法　柳树花120g煎水浸泡患处，适用于关节经络痹阻所致的疼痛。

（五）骨质疏松

对于原发性骨质疏松症的防治，总的原则应当是防重于治。

1. 中医情志调理　骨质疏松患者，容易出现焦虑、压抑、烦躁的情绪，害怕摔伤或骨折，易心情沮丧。这种负性情绪，以及疾病导致的疼痛会使患者的生活、工作能力下降，因此调整患者生活方式非常重要。应多开导、安慰患者，鼓励患者多参与有意义的社会活动，讲解骨质疏松症患者日常生活的注意事项，帮助患者正确面对疾病，提高生活质量。

2. 中医食疗与药膳调理

（1）饮食　应选择天然富含钙的食品，多食维生素 D 和优质蛋白质、低盐饮食，增加新鲜蔬菜和水果摄入。①多食高钙食物：包括乳类食品，如牛奶、奶酪、酸奶；豆类制品，尤其是黄豆和蚕豆；蔬菜类，白菜、芥菜、紫菜、洋葱；水产品，虾皮、蟹、牡蛎、小鱼干等，以及黑木耳、芝麻、海带、核桃等。②多饮茶，茶叶中含有大量氟元素，适量的氟有助钙、磷沉积在骨骼上，使骨骼强度和硬度增加，尤其是乌龙茶和绿茶，含氟量较高。③获取维生素 D：海鱼、蛋黄、奶油、鱼肝油等。

（2）药膳　根据患者证型选用药膳方：①肾阳虚者可选用羊脊骨粥（羊脊骨、肉苁蓉、菟丝子），该方具有温肾壮阳、填精补髓的功效。②肝肾阴虚者可选用怀杞甲鱼汤（怀山药、枸杞子、骨碎补、甲鱼），该方具有滋阴补肾、益气健脾的功效。③脾肾两虚者可选用生地黄鸡（生地黄、乌骨鸡、饴糖、党参），该方具有温补脾肾、生髓壮骨的功效。

3. 运动调理　运动有利于肠内钙的吸收和增加骨形成。规律的体力活动和力学刺激对保证骨骼的正常生长发育和维持骨强度是必需的。坚持每日晒太阳 20 ～ 30 分钟，以促进维生素 D 的合成。建议中医健身法如五禽戏、简化二十四式太极拳、八段锦等，每周 2 ～ 3 次，每次 30 ～ 45 分钟。推荐运动包括负重运动和抗阻力运动。负重运动包括快速步行、游泳和太极拳等；抗阻力运动包括一些增加肌肉强度的训练，如用橡皮筋、弹簧等辅助手段进行的训练，避免跳跃、仰卧起坐等高冲撞动作。老年人避免爬楼梯和登山。

4. 中医特色技术调理

（1）针刺法　取肾俞、脾俞、足三里、太白、太溪，以及痛处所属经脉络穴。实证用泻法，虚证用补法。

（2）艾灸法　取大椎、大杼、足三里、脾俞、肾俞、命门、神阙、中脘、关元，以及痛处所属经脉络穴，用直接灸或隔药饼灸，每次选取 3 ～ 4 穴，每穴 5 壮。

（3）推拿法　如推、擦督脉，温煦肾阳，对于老年人骨质疏松症引起的腰腿痛，以轻手法放松为主，忌重手法扳动肢体及脊柱关节。

（4）外敷法　以温经散寒、补肾活血、通络止痛的中药外敷，通过药物渗透和物理加温作用可改善循环，促进组织修复。

七、神经系统（脑卒中）

1. 中医情志调理　脑卒中患者常出现悲观、失望情绪，应尊重、理解、关心患者，护士的语言应轻柔、说话条理清晰，表现出充分的同情心，让患者乐于接受。应注意做好患者与家属的思想工作，耐心解释病情，了解情志刺激对该病的影响。护士应鼓励家属对患者给予充分照顾，应多陪伴患者、常与患者交流、倾听患者的心事、鼓励患者积极配合护治。此病常因情绪激动而复发，应劝慰患者控制激动情绪，尤其要制"怒"，使气血通畅。

2. 中医食疗与药膳调理

（1）饮食　患者饮食应以清淡、少油腻、低糖、营养、易消化的食品及新鲜蔬菜、水果为主，忌肥腻、辛辣等刺激之品。病情较重的患者，应给予流质或半流质饮食，昏迷与吞咽困难者应给予鼻饲流质饮食。患者急性期过后，肢体痿弱、气虚血亏者，可增加补益气血的动物性食物，如猪肉、鸭肉、鸡蛋。中风患者不宜吸烟饮酒，急性期忌食刺激性的食物，如浓茶、浓咖啡。

（2）药膳　痰热内闭清窍者可用竹沥生姜汁（竹沥汁、生姜汁、牛黄、鲜橘汁）进行鼻饲，以清热化痰，醒神开窍。痰湿蒙塞心神者可用菖蒲郁金赤豆饮（石菖蒲、郁金、麝香、赤小豆、白糖）进行鼻饲，以豁痰理气、开窍醒神。肝阳上亢者可食用石决明粥（石决明、草决明、菊花、粳米、冰糖）以平肝泻火通络。风痰阻络者可食用天麻鱼汤（天麻、川芎、茯苓、鲤鱼）以平肝活血通络。

3. 运动调理　肢体康复训练对中风患者的康复很重要。病情较轻者应先从简单的肢体动作开始，运动量应从小到大，缓慢增加。每天定时让患者在病房内走动，训练患者的腿部功能。待患者的病情恢复到一定程度，可以让患者进行翻身、穿衣服、吃饭、上厕所等日常活动训练。对于病情较重者应从被动运动开始，按摩患者患侧手脚，做简单的舒张伸缩动作，帮助患者抓举小东西以锻炼患侧上肢功能。脑卒中恢复期患者多气血不通、脏腑不调、经络不畅，可选择五禽戏、太极拳、八段锦等中医传统养生功法进行锻炼，以调和气血、通利脏腑、调畅经脉、舒筋活络。

4. 中医特色技术调理

（1）穴位注射　偏瘫者取合谷、曲池、足三里、丰隆等穴以活血化痰通络；二便失禁者取气海、关元、肾俞等穴以益气固脱；头痛者取风池、太阳、太冲等穴以通络止痛；失眠者取内关、三阴交、太冲等穴以养阴安神。

（2）穴位贴敷　应根据患者的临床表现进行辨证，气虚血瘀者可用黄芪、赤芍、地龙等药物研磨成粉后贴敷中极、关元、脾俞等穴以益气活血；肝阳上亢者可用天麻、钩藤、杜仲等药物研磨成粉后贴敷丰隆、膻中等穴以平肝化痰通络。注意观察用药后局部有无药物过敏反应。

（3）艾灸法　取患侧上肢极泉、曲泽、肩髃、合谷，患侧下肢环跳、委中、阳陵泉、阴陵泉等穴进行艾灸以疏经活络。脱证者艾灸百会、关元、神阙、气海等穴以回阳固脱。

（4）拔罐　气滞血瘀、寒湿阻络者可在患侧肢体进行拔罐，注意观察局部皮肤情况。

（5）中药熏洗　偏瘫患者可用红花、独活、羌活、当归、路路通、黄柏、茵陈、花椒、艾叶组成的方剂煎煮后泡脚以活血通经、祛风通络。并发肩手综合征的患者可用当归、红花、川芎、桂枝、桑枝、海风藤、鸡血藤、姜黄、白芷、艾叶、地龙组成的方剂煎煮后对患肢进行熏蒸和擦洗以温经活血、舒筋缓急。

（6）穴位按摩　吞咽障碍者可按摩廉泉、风池、翳风、颊车、天突、风府等穴以祛风通络。睡眠障碍者可按摩印堂、太阳、内关、神门以养心安神。

（7）耳穴贴压　便秘属实证者可选取大肠、直肠下段、便秘点、交感、肺、肝、胆进行耳穴贴压以调畅气机、养阴通便，便秘属虚证者可选取脾、胃、肾、大肠、直肠下段、皮质下、便秘点进行耳穴贴压以益气养血、疏通腑气。失眠者可选取脑、神门、心、皮质下进行耳穴贴压以养心安神。

八、妇科（异常子宫出血）

1. 中医情志调理　月经不调的患者心情多焦虑、烦躁，应多与患者交流，耐心解释病情，对待患者态度应亲切、语气应平和。护理人员应及时观察患者的心理变化，做好引导工作，使患者能够放松地接受治疗。护理人员应熟知患者的病情，在照顾患者期间详细分析患者病情并不断跟进，使患者逐渐减轻压力，消除思想顾虑，保持心情舒畅。可根据"五音疗疾"的原理，选择相应调式的音乐进行养生。

2. 中医食疗与药膳调理

（1）饮食 月经不调的患者饮食宜清淡营养，应多食鱼、肉、蛋、奶类等，以及新鲜蔬菜水果，忌食辛辣刺激之品。热证者，应食用荸荠、萝卜、藕、苹果、雪梨等滋阴清热之品。寒证者，应食用羊肉、牛肉、胡椒、韭菜等温补散寒之品。肝郁气滞者，应食用香菜、香芹、青皮、玫瑰花等疏肝解郁之品。血虚者，应食用当归、阿胶、何首乌、黄芪等补血益气之品。

（2）药膳 血热者可食用鲜地藕节饮（鲜生地黄、鲜藕节、红糖煎汁）以清热凉血，亦可食用生地黄鳖甲汤（鲜生地黄、鳖甲炖汤）以养阴清热。血寒者可食用附子生姜羊肉汤（附子、生姜、羊肉炖汤）以温阳散寒，亦可食用红糖姜汤（红糖、生姜、大枣煎水代茶饮）以养血温经通络。血虚者可食用当归鲤鱼汤（当归、鲤鱼、生姜、米酒炖汤）以养血补虚，亦可食用当归红枣粥（当归、粳米、红枣煮粥）以养血活血。血瘀者可食用田七鸡（田七、鸡肉炖汤）以补气活血，亦可食用化瘀止痛粥（薤白、丹参、桃仁、粳米、冰糖煮粥）以活血祛瘀。气虚者可食用归芪鸡（当归、黄芪、鸡肉炖汤）以补气养虚。肝郁者可食用香附牛肉汤（香附、牛肉炖汤）以疏肝理气。脾虚者可食用参芪鸽汤（西洋参、黄芪、乳鸽炖汤）以补气养脾。肾虚者可食用清炖甲鱼汤（甲鱼、枸杞子炖汤）以滋阴养肾。

3. 运动调理 患者经期不宜进行剧烈运动，如打球、游泳、跑步等，应选择轻柔舒缓的运动，经期结束后可选用太极拳、六字诀、慢跑、瑜伽等运动养生保健。

4. 中医特色技术调理

（1）艾灸法 寒证伴腹痛者，可艾灸神阙、关元、气海、足三里以温经散寒、活血止痛。肾气亏虚者可选取神阙、气海、关元等穴进行隔附子饼灸以温肾助阳。脾虚者可艾灸足三里、气海、关元等穴以益气补脾。血寒者可选取神阙、气海、关元、肾俞、命门等穴隔附子饼灸以温阳散寒、活血通络。

（2）耳穴贴压 伴有少寐或失眠者，可按压心、神门、交感等穴以宁心安神。

（3）外敷法 小腹疼痛者可用水袋热敷，或将小茴香、食盐、葱白炒热后装入布袋敷于痛处。

（4）穴位按摩 肾虚者可按摩肾俞、命门、腰阳关、次髎、气海、关元等穴以补肾益气。血热者可按摩合谷、曲池、外关等穴以清热凉血。血瘀者可按摩血海、膈俞、太冲等穴以活血祛瘀。

思考题

1. 饮食和药膳调理也是高血压患者治疗中非常重要的一部分，那么对于高血压患者常用的药膳调理有哪些？

2. 痛风患者应如何开展中医食疗与药膳调理？

3. 如何用艾灸的方法对妇科异常子宫出血进行调理？

第五章　中医健康状态跟踪服务

第一节　概述

　　既往，患者就医结束后很少有机会能与医生进行面对面交流，医疗系统往往缺乏对患者院外健康状态的跟踪，患者可获得的出院后延续性服务则更少。但随着互联网技术和信息技术的快速发展，利用现代信息技术对患者的健康信息进行后续跟踪和反馈已经成为健康管理的重要环节。

　　中医健康状态跟踪服务是指利用计算机、通信、移动和互联网技术，对患者的中医健康状态进行监测、跟踪、反馈及提供相关的健康服务。患者可以就自身的健康相关问题向健康管理师进行实时咨询，或者通过健康管理师获得及时解答。健康管理师也可根据患者的中医健康状态进行定期随访，提供个性化的健康指导。目前中医健康管理医患交互的主要形式包括电话咨询平台及手机 APP、微信、公众号、QQ 等。有效的医患交互服务平台使中医健康状态跟踪服务变得方便、快捷，因此得以迅速普及。

　　中医健康状态跟踪服务的主要内容包括中医健康档案建立与管理、中医健康监测、中医健康教育、中医健康状态回访，形成了对患者健康状态检测、评估、干预、再检测、再评估、再干预的持续、动态、循环监控反馈环。

　　通过中医健康状态跟踪反馈服务满足了患者回归社会和家庭后对延续性医疗照护的需求，也促使患者主动参与自身的健康管理，自觉地改变不良生活方式和行为习惯，提高患者对治疗和护理的依从性，从而减少或消除疾病危险因素，促进健康。通过中医健康状态跟踪服务，也可以提高患者满意度，进而提升中医医疗服务质量和医疗机构的竞争力。

思考题

1. 中医健康状态跟踪服务的内涵和主要内容是什么？

2. 建立中医健康状态跟踪服务的意义是什么？

第二节　中医健康监测

健康监测是指对人体健康状态的测量，是健康管理的重要组成部分之一。健康监测结果既是评价机体健康状态的重要指标，又是评估各种疾病风险因素的重要依据。

一、健康监测的内容

（一）中医人体状态监测

根据健康水平的不同，依据人体的未病、欲病、已病、病后四种状态进行监测。

未病状态监测：对患者体质进行评估，提示可能的健康风险，给予针对性的健康指导。

欲病状态监测：对患者欲病状态进行预警，对可能导致疾病的危险因素给予提醒，并督促患者远离高危因素。对疾病倾向给予提示，尽早纠正体质偏颇。

已病状态监测：对已存在的疾病，建议就诊科室或专家，督促患者及时就诊，提供有利于疾病康复的调理方式，促进康复，建议后期需重点监测和复查的指标。

病后状态监测：对患者病后的恢复情况进行监测，提供持续的健康教育和康复指导。

（二）人体状态表征参数系统监测

人体状态通过外部的症状、体征、各类检查指标等反映出来的表征称为状态表征，用以描述状态表征的参数或变量称为状态表征参数。根据状态表征参数的类别将参数划分为微观参数、中观参数、宏观参数。

1. **微观参数监测系统**　在医学健康领域，微观一般是指细胞、分子水平以下的领域。微观参数是指可客观化、量化的，用仪器可以检测和收集到的信息，是人体健康状态的内在反映。随着现代科学技术的进步和中西医结合学科的发展，微观参数已经被广泛应用于中医健康管理领域。微观参数系统包括：①通过物理检查获得的影像资料，如 MRI、CT、X 线、B 超、内镜检查等。②通过化学检查获得的组织、细胞情况，如血常规、尿常规、便常规、血生化、血气分析、免疫学检查、痰液检查、脑脊液检查等。③通过分子生物学检查获得的遗传物质变化情况，如基因检查、蛋白组学检查等。

2. **中观参数监测系统内容**　中观是指与人体健康状态密切相关的生理、生物、社会、心理、精神等领域。中观参数是指机体直接表现的症状、体征、心理状态以及密切接触的社会环境等参数。中观参数常分为生理、心理、社会三个部分。中观参数系统包括：①通过西医的视、触、叩、听获得的身高、体重、腹围、臀围、发育、营养等一般情况及临床病史、症状、体征等。②通过中医的望、闻、问、切四诊方法获得的精、气、神、形、面色、舌象、脉象等信息。③通过中医体质量表法获得的体质状况等。④通过各种测评量表监测的心理指标和社会指标，如 Zung 焦虑抑郁量表、韦氏智力测验、心理适应量表等获得的人格、智力、个性特征、心理状态等心理情况；社会适应能力量表、成人人际关系量表、社会支持问卷等获得的生活和工作环境、工作压力、生活条件、人际关系、社会适应能力等社会情况。

3. **宏观参数监测系统内容**　宏观是指与人体健康状态有关的地理、气候、季节变化等自然环境因素。宏观参数是指自然环境因素中能影响人体的生理功能和病理变化的参数，如通过询问病史、现场观察、监测仪器及相关管理部门如气象部门发布的数据等获得的个人居住环境或工作环境中的紫外线、辐射、高温、低温、噪声、各种污染（土壤、水源、环境、空气）、自然灾害、节气变化等情况。

（三）健康计划实施情况监测

健康计划实施后需要定期对实施过程和效果进行监测，了解患者的执行情况，对潜在健康危险因素早发现、早控制、早调理，建立健全疾病预警系统，并进行效果评价。如定期对患者进行电话随访和网络平台服务，邮寄健康资料和提示健康信息；定期监督随访，询问患者的健康管理计划实施情况。一方面可以督导实施，改善治疗效果；另一方面可以了解患者的依从性、心理状况等。

二、健康监测的形式

（一）健康体检

1.概述　健康体检是指运用医学手段和方法对患者进行身体检查，了解患者健康状况的诊疗手段。健康体检是获得患者健康信息的主要途径，是健康管理的前期和基础。通过健康体检可以早期发现影响健康的危险因素或疾病线索，为个人提供健康预警，可促使患者改变不良的生活方式和习惯，及早接受规范化治疗和采取康复措施，为疾病的早期发现、早期诊断、早期治疗提供重要保障。定期体检是健康监测的重要形式。

2.健康体检后的状态跟踪及服务

（1）健康状态跟踪　健康体检后，将原始健康数据录入计算机，利用计算机对健康信息进行长久保存、管理、利用，可以实现对个人健康状态的动态跟踪。在健康管理中，健康信息是要不断进行更新的。

（2）后续服务　健康体检后，根据体检结果，患者可以依据个人需要接受体检机构提供的后续跟踪服务，如健康咨询、就医指导、健康教育、健康问题的跟踪服务、慢性病的自我管理等。①健康咨询侧重于解答患者针对健康体检报告中的阳性结果、异常情况、健康状态描述等提出的各种问题，并对这些问题进行原因分析，提供个性化的预防干预措施。②就医指导是指针对体检报告中明确诊断的疾病，指导患者至相关科室进行进一步的诊断和治疗，包括提供相关专家门诊信息，指导预约挂号的方式或帮助预约，帮助联系住院等就医指导和服务。③健康教育侧重于通过一系列教育和社会活动，帮助患者建立健康信念，促使改变不良的行为和生活习惯，减轻或消除影响健康的危险因素，预防疾病，促进健康，提高生活质量。比如对常见疾病如高血压、糖尿病、高尿酸血症、颈腰椎疾病等提供饮食控制、运动方式、生活方式调整及疾病自我监测等方面的教育活动。④健康问题的跟踪服务侧重于针对体检的异常结果，如血糖、血压、血脂、血酸等，提醒患者定期复查，强调定期复查的重要性，指导定期复查的重点项目和随访时间，出现异常情况应及时就医等。⑤慢性病的自我管理侧重于帮助患者制定疾病管理的目标，制订个性化的健康计划，传授自我管理和自我监测的技能，提高自我管理的能力和依从性，指导和促进患者自我管理疾病。

（3）健康信息的利用　通过健康体检获得的信息可以用于个体和群体两个层面的健康管理。①个体层面，利用健康信息分析和评价个人的健康状态和主要危险因素，明确健康管理目标和健康管理方案，科学制订个性化的健康管理计划，针对影响健康的危险因素进行相应的指导和干预。此外，还可进行健康管理效果的动态评价，如血糖、血压等自我管理有效程度的量化评价。②群体层面，利用群体健康信息，评估、分析、总结某一群体的健康问题、主要的危险因素和目标人群，为制订群体干预计划提供依据。此外，还可提供群体健康基础数据和结果数据，评价人群健康管理效果，如疾病的流行率、患病率、致残率、死亡率及生活质量等。

（二）智能设备监测

1. 中医健康管理太空舱　"中医健康管理太空舱"是一种中医健康体质辨识仪器，它是通过集成的面部信息器、声音采集器、人机对答系统、脉象采集器等设备，精确采集患者健康信息，并自动生成健康状态报告。健康状态报告内容包括状态表征采集与辨识报告；五运六气状态采集；生理、病理、体质信息采集与状态辨识报告；健康状态要素辨识结论；体质辨识积分图；风险预警；健康管理干预方案；状态评估结论八个部分。其中健康状态要素辨识结论包含健康状态要素积分表、状态要素结论积分表、状态要素性质积分表三部分；体质辨识积分图包含九种体质积分图、五行体质积分图、阴阳体质积分图三部分；健康管理干预方案包含药茶调理、茶饮调理、药膳调理、音乐调理、运动调理等；状态评估结论分别为未病、欲病、已病。健康管理师可根据标准的健康状态报告，为患者制定标准化的健康管理方案。

中医健康管理太空舱的主要特点是：①中医四诊的过程是通过机器实现，如望诊通过面部信息和舌象采集器、闻诊通过声音采集器、问诊通过人机对答系统、切诊通过脉象采集器。②后台的状态辨识系统可将"四诊"结果进行量化呈现和分析，易于患者理解和接受。③可根据状态辨识结论，提出风险预警，自动生成一个个性的、标准化的健康管理方案。④中医健康管理太空舱是一台可以在社区、医院进行自由移动的综合信息管理系统，具有健康信息的采集、存储、分析、更新功能，可以实现健康状态的持续监测和跟踪。⑤中医健康管理太空舱可以实现以个人为中心、家庭为单位、社区为范围的全程式连续服务和整体、动态、个性化中医健康管理，为构建"大医院、全科医学以及互联网+"三大模式的中医健康管理服务网络提供重要的保障。

2. 智慧健康家庭跟踪系统　智慧健康家庭跟踪系统是基于开源硬件平台，利用无线网络、传感器、嵌入式物联网技术，通过对家庭成员脉搏、血氧、体温等生理信息的实时采集，实现对其健康状况的分析、预警、可视化等智能化服务的家庭健康跟踪系统。该系统包含下列三个模块。

（1）数据采集存储模块　通过生理信息采集器如脉搏传感器、血压传感器、血氧传感器、体温传感器获得健康数据，经蓝牙传输给信息处理中心，最后通过LED液晶屏显示，实现家庭成员身体状况分析结果的实时可视化以及历史统计数据的可视化。

（2）语音模块　根据健康状况分析结果，结合物理环境信息、生活习性等信息，提供智能化语音提醒服务。

（3）指纹模块　不同用户通过指纹传感器登录界面，实现健康信息的个性化管理。

该系统具有健康生理数据采集、传输、分析的功能，并利用可视化技术将健康状态分析结果实时展示给用户。此外，该系统还可根据健康指标的阈值，对潜在的健康问题进行预警。因此，该系统可让用户足不出户便知道自身的健康状况，实现对个人和家庭健康状况的监测、跟踪。

3. 可穿戴设备监测　具备监测生理数据的可穿戴式设备有手表、项链、眼镜、衣服、智能手环等，该类设备除了可获取人体的生理数据外，还具备一部分的计算机功能，可通过连接手机及各类终端便携式配件，利用软件支持、数据交互及云端交互，第一时间将个人健康信息传输给远程管理服务器。如运动类智能手环通过监测用户的步数、运动距离来计算卡路里的消耗量，从而为人们营养摄入提供更为可靠的依据。可穿戴设备具有携带方便、随时监测的优势，可随时随地提供健康提示和干预指导服务。

4. **智能移动管理软件监测**　利用手机、平板电脑上的智能管理软件，可以实现个人健康信息的监控和管理，达到疾病预警、发病通知、紧急救护、健康行为的自我管理等功能。智能移动管理软件如中医健康管理公众号、慢病监测 APP 等。

（1）中医健康管理公众号　中医健康管理公众号是基于中医四诊监测的中医健康管理平台。通过公众号可实现：①采集患者四诊数据，并将数据提交至管理中心生成报告单，依据报告结果提供自我健康干预方案；②推荐与健康相关的产品。依托中医健康管理公众号可有效实现中医健康状态的自我评估、自我监测、自我管理和自我调护。

（2）慢病监测 APP　目前用于慢病监测的 APP 较多，这些智能移动管理 APP 是中医健康管理智能化的有效补充。如针对老年人使用习惯、生理功能和疾病特点开发的老年人移动健康管理 APP，这类 APP 包括自我体征监测管理、预约服务、服药提醒、医药知识、养生药膳等功能。如糖尿病移动医疗 APP 是专门针对糖尿病患者开发的健康管理软件，可实现糖尿病健康咨询、图表化记录血糖数据、提醒和预警，以及糖尿病康复运动方式、药物治疗、并发症的预防和处理、饮食护理等文章推送。目前可用于中医健康管理的 APP 较多，各具优势，互为补充，为最大程度满足大众对健康管理的需求，可整合健康管理 APP、监测仪器、穿戴设备、定位系统等，结合云技术，实现健康数据的采集和处理、数据报警、病情处理、居家监控、救护呼叫一体化功能，使其成为真正实现大众健康状态跟踪服务的重要方式。

（3）老年人健康管理 APP　我国的高龄人口达 2300 万人，大于 60 岁的老年人口超过 2 亿，是慢性病的高发人群。老年人由于身体机能退化，出现感知功能衰退、行动迟缓、反应能力下降、心理波动较大等变化，常表现为慢性病自我管理意愿低、效果不佳。随着智能移动产品的普及和推广，移动健康已经成为辅助老年人自我健康管理的重要手段。根据老年人的使用习惯、生理功能和疾病特点开发合适的 APP，成为移动健康管理研发方向。目前老年人自我健康管理 APP 一般包括自我体征监测管理、预约服务、服药提醒、医药知识、养生药膳等。然而这些内容还无法真正满足老年人的健康预警和报警需求，故整合健康管理 APP、监测仪器、可穿戴设备、定位系统等，结合云技术，实现老年人健康数据的采集和处理、数据报警、病情处理、居家监控、救护呼叫一体化功能，才能真正实现老年人群健康状态跟踪服务。

（三）随访监测

1. **微信随访**　随着移动智能设备的广泛普及及社交媒体的快速发展，通过微信、微信群随访已经成为中医健康状态跟踪服务的重要方式之一。通过微信平台，护士或健康管理师可以对患者健康状态进行实时跟踪，也可根据患者个性化需求提供专业的咨询服务。微信平台还具有语音交互、文本推送等功能，有利于增强医患之间的交流和交互帮助。

2. **电话随访**　通过电话随访可以收集患者院外健康状态的动态资料，如健康状态变化情况、生活方式改变情况、服药依从情况、康复运动依从情况以及心理变化情况，还可提醒患者定期返回医院复查等。

NOTE

三、不同体质类型和亚健康人群健康监测

（一）不同健康状态的监测

1. 未病状态的监测　未病状态即健康状态。此阶段人体往往能对内外环境的各种刺激进行自我调整，保持机体的脏腑、经络、气血等功能正常。故此阶段健康监测的重点是健康状态的监测、风险因子的监控。主要的监测内容为健康状况、吸烟情况、饮食习惯、睡眠习惯、工作情况、行为习惯、活动情况、精神状态、心理社会环境因素及自然环境因素等。健康体检是通过健康调查和监测收集与健康状况有关的各种相关因素的一种健康评估常用的方法，是目前用于未病状态监测的最常见形式。此外还可用健康相关问卷进行监测，如健康调查简表 SF-36，该量表可用于人群生理健康、心理健康及健康变化三个方面的监测。

2. 欲病状态的监测　欲病状态是人体处于未病和已病之间的状态，虽有不适症状，但不足以诊断某种疾病，若不及时采取措施，尽早调理，过不了多久，即可发展为疾病状态。故本阶段健康监测的重点是患者不适症状的持续监测，危险因素的早期、欲病状态的改善情况和健康状态的走向。

由于不同偏颇体质类型的人群具有一定的疾病倾向性和易感性，故可监控患者的体质类型来了解其欲病的倾向。此期健康监测的常用方式为中医体质辨识仪监测、中医四诊检查、中医体质量表调查等。通过判定体质类型，可以了解患者体质偏颇情况，尽早调理，防止欲病状态发展为疾病状态。此外，人的健康还受心理社会环境的影响，故可用心理社会相关量表，如情绪紧张度测试、焦虑自评量表、抑郁自评测验、心理承受能力测评、社会适应性自评测试、家庭亲密度和适应性量表、匹兹堡睡眠质量指数（PSQI）、精神症状自我诊断量表等进行测评，了解患者心理、社会、精神、人际等方面的异常情况，欲病先防，及时采取干预措施，减少或避免疾病危险因素。

3. 已病状态的监测　已病状态是内外环境的刺激导致机体的脏腑、经络、气血功能障碍，生命处于阴阳失衡状态，出现了一系列的症状、体征和病理生理改变。而机体受损的严重程度往往与病位、病性、病证密切相关。此阶段健康监测重点是密切监测疾病病位、病证、病性的变化情况，临床诊疗、护理和康复方案执行情况，临床疗效监测。常用的监测方式是中医四诊检查、实验室检查、影像学检查、内镜检查、核医学检查等，以及访谈法、问卷调查法、观察法等。

4. 病后状态的监测　病后状态包括痊愈和好转，是临床症状、体征基本消失，疾病证候基本解除到机体完全康复的一段时间。此期若调理不当可导致疾病复发或罹患其他疾病。此期健康监测的重点是机体阴阳平衡情况，康复计划和健康教育方案的执行情况。主要的监测方式是电话、微信或短信随访，智能管理系统监测，定期回医院复查等。

（二）不同体质类型的健康监测

中医体质辨识是中医体质管理的核心环节。通过对体质状态及不同体质分类的辨识可以为制定防治原则，选择合适的预防、治疗、护理和康复方法提供重要依据。常用的体质分类法有王琦的九分法、匡调元的六分法、何裕民的六分法。目前应用最为广泛、最具代表性的是王琦的九种体质分类法。王琦教授领导的课题组建立的中医体质分类标准化工具《中医体质分类与判定表》（见附录一）已被中华中医药学会认定为学会标准。可用该量表对患者的体质类型进

行判定和监测。九种体质分别为平和质、气虚质、气郁质、阴虚质、阳虚质、痰湿质、湿热质、血瘀质、特禀质。不同体质类型健康监测的内容包括中医体质辨识要素（形态结构、生理功能、心理特征）、实验室检查等方面。

1.平和质　平和质是机体处于无明显阴阳偏颇的状态，常表现为面色红润、体态适中、精力充沛、强健壮实等。健康监测的重点是保持良好生活方式和行为习惯，自我调理，消除或减少疾病危险因素。进行常规健康体检监测即可。

2.气虚质　气虚质以气息低弱、脏腑功能低下为主要特征，常表现为疲乏、气短、自汗等，易患感冒、虚劳等病，不能耐受风、寒、湿邪。健康监测的项目为血常规、免疫功能、心肺功能等，亦可用疲劳相关量表如 SF-14、FSAS、Borg 疲劳量表等进行测评。

3.阳虚质　阳虚质以阳气不足、形寒肢冷为主要特征，常表现为畏寒怕冷、手足不温等，易患痰饮、泄泻、肿胀、阳痿等病，不能耐受寒邪，易感湿邪。健康监测的项目为血常规、血糖、血脂、肝肾功能、大便常规、体重、腰臀比等。

4.阴虚质　阴虚质以阴液亏少、阴虚内热为主要特征，常表现为手足心热、口燥咽干、大便干燥等，易患阴亏燥热导致的虚劳、不寐等病，不能耐受燥、热、暑邪。健康监测的项目为大便常规、内分泌激素等。亦可用匹兹堡睡眠质量指数（PSQI）进行测评。

5.痰湿质　痰湿质以痰湿凝聚、黏滞重浊为主要特征，常表现为体形肥胖、腹部肥满、皮肤油脂较多等，易患消渴、胸痹、中风等病，易患湿证。健康监测的项目为血糖、血脂、尿酸、体重、腰围、皮脂厚度等，可进行冠心病、糖尿病、高血压风险筛查。

6.湿热质　湿热质以湿热内蕴为主要特征，常表现为体形肥胖、面垢油光、身重困倦、易口干口苦等，易患黄疸、疮疖、热淋等病。健康监测的项目为肝功能、肝胆彩超、血脂、内分泌、尿常规、前列腺彩超等。

7.血瘀质　血瘀质以血液运行不畅、瘀血内阻为主要特征，常表现为面色晦暗、皮肤色素沉着、易出现瘀斑等，易患出血、中风、癥瘕、胸痹等病，不能耐受风、寒邪。健康监测的项目为全血黏度、血小板聚集、血脂、血压、血糖、心电图、脑电图、心肺 CT、乳腺钼靶、乳腺彩超等。

8.气郁质　气郁质以情志不畅、气机郁滞为主要特征，常表现为神情抑郁、忧虑脆弱、敏感多疑等，易患脏躁、不寐、郁证、百合病、惊恐等病。健康监测的项目为自主神经功能检测。亦可用焦虑自评量表、抑郁自评量表、情绪紧张度测试、自我控制能力测试等量表进行测试。

9.特禀质　特禀质以先天禀赋不足为主要特征，常表现为先天性、遗传性生理缺陷或疾病、过敏反应等，易患哮喘、花粉症、血友病、先天愚型及中医的五迟、五软等病。健康监测的项目为过敏原筛查、免疫功能检查、呼吸道激发试验、血常规、药物过敏试验等。

（三）不同人群的健康监测

1.婴幼儿群体　婴幼儿属于纯阳之体、稚阴稚阳之体，该体质特点为一方面生长发育迅速，脏腑组织修复能力强，对药物反应比较敏感，另一方面疾病的抵抗力较弱，易被六淫、饮食所伤，且发病急、传变快，疾病状态表现为易虚易实、易寒易热。故婴幼儿群体健康监测除了进行定期健康体检、预防接种外，还应密切监测营养状况、免疫功能、消化功能、安全状况等，定期进行危险因素排查，避免出现消化功能紊乱、各类感染性疾病、营养不良、食物或药物过敏、意外伤害等问题。此外，由于婴幼儿康复能力较强，对药物敏感，在用药方面宜中病即止，不可过量。

2. 妇女群体　女性由于特殊的生殖系统结构和生理特点，具有经、带、胎、产、孕等生理变化。女子以血为本、以肝为先天，有余于气，不足于血，故女子容易被七情所伤，导致气机郁滞，血运不畅，容易出现月经病、带下病、情志病、不孕、乳腺增生等疾病。故除了进行常规的健康状态检测外，还应根据女性特殊生理变化和时期有所侧重。

（1）青春期　此期女性生理特点表现为生殖器官发育，出现第二性征，经历月经来潮，性意识萌发等。可发生月经异常、经前期综合征、乳房发育不良、生殖系统炎症、青春期妊娠等健康风险。故此期健康监测的重点是生殖器官发育成熟情况、月经史、妊娠情况、经期卫生、性卫生、性心理情况等，进行生殖系统肿瘤如乳腺癌、宫颈癌的早期筛查。

（2）妊娠期　此期女性生理的特点是为适应胎儿生长发育的需要，孕妇在生理、心理方面均产生一系列变化，表现为月经停止、激素变化、机体各系统为孕育胎儿发生相应的变化。此期健康监测的重点除了进行常规的孕妇健康状况监测，如一般体检、妇科检查、实验室检查、胎儿B超外，还应进行高危妊娠的风险筛查。常见的高危妊娠风险因素有：①孕妇年龄小于18岁或大于35岁。②曾有习惯性流产史、早产史、死胎等异常生育史。③孕期羊水过多或过少、前置胎盘、胎位不正等异常情况。④患有妊娠常见合并症，如妊娠期糖尿病、妊娠期高血压、重度贫血等。⑤孕妇曾接触有害物质、服用对胎儿不利的药物等。

（3）产褥期　此期的生理特点是产妇全身各器官除乳腺外恢复到妊娠前状态。此期健康监测的重点是子宫复旧情况、恶露情况、有无产褥期感染、哺乳情况、产后伤口恢复情况、有无晚期产后出血及产后抑郁的评估等。

（4）围绝经期　此期女性的生理特点是因卵巢功能开始退化，激素水平降低，导致一系列的生理和病理变化，出现月经紊乱、绝经期综合征、妇科肿瘤、骨质疏松等。此期健康监测的重点是卵巢功能、激素水平检查，围绝经期症状管理，乳腺癌、宫颈癌、卵巢癌等妇科肿瘤的筛查。

3. 老年群体　老年人由于肾精亏虚、气血运行不畅导致五脏功能日益衰退，而出现一系列器官系统功能退化的表现。老年人常见的健康风险有跌倒、认知功能下降、睡眠障碍，易患恶性肿瘤、呼吸系统疾病和心血管疾病等慢性疾病。老年人的病理生理特点有其特殊性，表现为临床症状、体征不典型、病程长、病情重、变化快、康复慢、并发症多，对药物的不良反应多、效果不同。故老年人健康监测的重点一方面针对健康老年人群进行疾病预防和筛查，如高血压、糖尿病、高血脂、冠心病等慢性疾病，及肺癌、肝癌、胃癌、食管癌等恶性肿瘤的筛查，早期发现，早期治疗；另一方面，由于针对的是明确诊断的慢性病老年人群，应做好疾病相关指标的定期监测，如血压、血糖、血脂等，此外还应监测其疾病自我管理能力，如饮食情况、服药情况、生活方式、活动情况、疾病相关症状体征等。

思考题

1. 人体状态表征参数系统的内容有哪些?
2. 不同健康状态的监测重点有哪些?

第三节　中医健康教育

中医健康教育是指运用中医"治未病"理论,采用信息传播和行为干预方式,通过系统的、有计划的、有组织的教育和社会活动,全面提高公民健康意识,促使其自觉采纳有益于健康的行为和生活方式,减轻或消除影响健康的危险因素,最终达到未病先防、既病防变、瘥后防复的目的。

一、中医健康教育的服务对象

中医学认为人体是一个动态的、稳定的生命状态,人的生命过程处于健康与疾病相互转化之中,人的健康状态可以分为未病状态、欲病状态、已病状态、病后状态。《备急千金要方·论诊候》曰:"古人善为医者,上医医未病之病,中医医欲病之病,下医医已病之病。"提出了最早的三级预防理念。故中医健康教育服务的对象包括未病状态人群如一般人群和重点人群(如妇女、儿童、老人);出现慢性疲劳等状态的欲病状态人群;患有各种急、慢性病的已病状态人群;处于疾病康复期的病后状态人群。

二、中医健康教育的基本内容

1. 中医的生命观　中医学认为人是一个有机的整体,人除了保持自身的完整性外,还需要保持与自然环境和社会环境的统一性。

(1)**五脏一体**　人是以五脏为中心,通过经络的联络作用将六腑、五官九窍及形体等构成五脏系统,五脏系统在生理功能上是相互协调,密切配合的,在病理上是相互影响的,即所谓"五脏一体"。五脏系统与外界保持统一,内部各脏腑、官窍、形体按照五行规律相互联系,构成一个有机整体,共同维持生命活动的正常运行。

(2)**形神合一**　形体和精神是生命的两大要素,两者是一个统一整体,神依附于形,有形才有神;神是形的生命体现。正常的生命活动有赖于形与神的相互依附,形神合一,若形神失调则患病。

(3)**天人一体**　由于人生活在自然界中,人的健康与自然环境息息相关,天人是一体的,正如《素问·宝命全形论》中提到的:"人以天地之气生,四时之法成。"人的生理活动会随着天地阴阳、季节气候的规律性变化而发生适应性变化,当气候骤变,超过人体的适应能力,可导致疾病发生,而当人体正气充足,适应及抗病能力强时,能抵御外邪侵袭,故疾病的防治需重视环境与人体的关系,顺应自然规律,遵循因时、因地、因人而异的治疗原则。由于人生活在特定的社会环境中,故人与社会环境也是相互统一和相互联系的。政治、经济、文化、人际关系、工作生活环境等社会因素可影响人的生理、心理活动和病理变化。故在疾病防治时应重

NOTE

视社会因素对人身心功能的影响，尽量创造良好的社会环境，调摄精神，提高对社会环境的适应能力，促进健康，预防疾病。

2. 中医对健康、亚健康、疾病的认识

（1）健康　中西医由于思维模式和理论不同，对健康的认识也不同。健康是一个多维的概念，随着医学模式的转变，健康内涵也不断发生变化，目前世界卫生组织（WHO）认为健康不仅为疾病或羸弱之消除，而是体格、精神与社会之完全健康状态。该健康观涵盖了人的自然和社会属性，强调了人与社会环境相互适应和协调。中医对健康的认识是基于对"阴阳"的综合评价。根据中医学理论，健康是指机体内部，以及机体与外界自然、社会环境的阴阳平衡状态。健康是机体处于一种"阴平阳秘"的状态，其中"平"是指平衡，阴阳双方交感相错，互根互用，彼此制约，相互转化，从而保持人体的健康状态。健康是处于永恒的动态平衡运动变化之中的。人体表现为体健匀称、精力充沛、动作敏捷、心态宽容、处世平和、与人为善，以及神志清楚、面色红润、目光明亮、食欲良好、二便通畅、睡眠安和、语言清晰、舌脉正常等，神、色、形、态各方面表现良好，适应能力良好，各项理化指标和影像学检查无异常即为健康。

（2）亚健康　西医学认为亚健康是人体处于一种健康和疾病之间的低值状态，表现为机体对内外环境刺激引起的生理、心理的异常变化。亚健康表现为在一定时间内出现活力下降、功能和适应能力减退等症状，临床上患者常以疲乏无力、精神不济、心悸胸闷、记忆力下降、失眠多梦、情绪低落、焦躁不安、注意力不集中、人际关系紧张、工作学习困难等身体或心理不适来就诊，而通过现代仪器或方法检测，无法发现阳性指标，或者虽有部分指标改变，但尚未达到现代医学有关疾病的临床或亚临床诊断标准，此时若不及时给予干预，可能进一步发展为疾病状态，但通过采取积极的干预措施可恢复到健康状态。常见亚健康状态有慢性疲劳综合征、内分泌失调、神经衰弱、围绝经期综合征等。在中医学领域，亚健康可归属于"欲病"的范畴，即机体的体质、生理、病理出现了偏颇，但偏颇的幅度不太大，通过自身的调节尚能控制，回到相对稳定的状态。根据亚健康临床表现并结合中医病、症、证特点，亚健康的中医常见证候可分为以下十类，分别是肝气郁结证、肝郁脾虚证、心脾两虚证、肝肾阴虚证、肺脾气虚证、脾虚湿阻证、痰热内扰证、心肾不交证、气血亏虚证、湿热蕴结证。

（3）疾病　现代医学认为疾病是机体在各种因素影响下引起功能、代谢和形态结构的异常，表现为损伤和抗损伤的病理过程。疾病是机体内环境稳态被破坏而发生的生命活动障碍，包含躯体疾病、心理疾病、精神疾病三个方面。中医学认为疾病的发生是在内外环境致病因素的作用下，机体"阴平阳秘"的生理平衡状态被打破，超过机体阴阳自和的能力，从而引起"阴阳失调"所致，属于"已病"状态，常表现为脏腑功能失衡、气血失调、阴阳失衡，对外界环境的抵抗力下降等。健康和疾病是一个动态的过程，在一定条件下两者之间是可以相互转化的。

3. 中医学的诊疗手段

（1）中医四诊法　中医四诊是指中医的望、闻、问、切四种诊查方法。通过四诊可以获得被检查者的健康信息，为辨识被检查者所处的健康状态提供依据。通过望诊可以获得人的神、色、形、态以及面部、躯体、排出物、舌苔、舌质等信息；通过闻诊可以了解人的声音、气味信息；通过问诊可以了解当前主要症状、饮食生活情况、家族史、遗传史等情况；通过切诊可

以获得脉象、局部肌肤变化情况等。根据四诊信息可以由表知里，了解疾病的部位、原因、性质和邪正关系。由于中医四诊信息主要依靠医生个人的经验和知识来完成，检查结果不可避免会受到主观影响，故部分信息可以通过现代的诊断仪器来进行，如脉诊仪、舌诊仪、面色分析仪等。

（2）辨证论治　辨证论治是中医认识疾病和诊治疾病的基本原则。通过辨证与辨病相结合，可以了解疾病的发生原因，明确疾病的部位，确定疾病的寒、热、虚、实，辨明疾病的变化趋势和转归，从而确立相应的治疗原则和治疗方法，选择合适的方药和处理措施。比如患者受寒后出现恶寒、发热、鼻塞、流清涕、无汗、咽痒、咳稀薄白痰，舌淡润，苔薄白，脉浮紧，辨病因为外感风寒，病位在表，病性属寒，证型属风寒束表，治宜辛温解表。

（3）现代医学诊疗方法　现代医学的诊疗方法包括：①影像学检查法：如放射性检查、核医学检查、超声检查。②实验室检查：是运用物理、化学、生物学等实验技术对患者血液、体液、分泌物、排泄物及组织细胞等进行检验的方法，包括血液学检验、生物化学检验、病原学检验、分子生物学检验等。③电生理检查法：心电图、脑电图、肌电图检查等。现代医学检查结果可客观反映机体的功能状态和病理生理变化，可为健康状态的评估和确定治疗、护理原则提供重要参考。

4. 中医学的病因病机及防治原则

（1）病因病机　中医学认为导致疾病发生的原因大体分为：①外感于风、寒、暑、湿、燥、火六淫邪气或感染疫气发病。②内伤于喜、怒、忧、思、悲、恐、惊七种情志活动而发病。③因痰饮、瘀血、结石等病理产物致病。④其他病因包括饮食失宜、劳逸失度、外伤等。疾病的发生是邪气作用于机体的损害及正气与损害之间相互交争的过程，正胜邪退则不发病，邪胜正退则发病。机体对致病因素侵袭所产生的最基本的病理变化包括邪正盛衰、阴阳失调、精气血津液失常，其中随着机体邪正的消长盛衰变化形成疾病的虚实变化；阴阳双方若失去相对的平衡协调可出现阴阳偏盛、偏衰、互损、格拒等病理变化；精气血不足及生理功能失常可导致气虚、血虚、气滞血瘀、气虚血瘀、气不摄血等病理变化；津液代谢失常可导致津液不足、湿浊困阻、痰饮凝聚、水液潴留等病理变化，这些病机是中医对疾病内在本质规律性的认识，是疾病防治的依据。

（2）防治原则　中医学的防治理论着重强调防重于治、防治结合，即未病之前，防止疾病发生；疾病发生之后，根据疾病的病因、病机、轻重缓急等，确立相应的治则治法，防止疾病的发展。疾病的预防属于"治未病"范畴，在整体观和辨证论治指导下，采用各种中医传统疗法如情志调摄、膳食调养、药物调理、导引、针灸、推拿、方药等进行干预，以达到维持健康和预防疾病的目的。疾病发生后，可根据疾病的基本病机确立扶正祛邪、调整阴阳、调理精气血精液、正治反治、治标治本等治则。

5. 中医养生保健的理念和方法

（1）中医养生保健的理念和基本原则　养生，古代指"摄生""道生""保生"，有调摄保养自身生命之意。中医学认为，养生保健的基本原则是顺应自然、形神兼养、调理脾胃、保精护肾；养生的最终目标是调和阴阳，使身心处于最佳状态，减少和防止疾病的发生，从而延缓衰老，延长寿命。

NOTE

（2）中医养生保健的常用方法

1）体质养生　中医体质学认为体质是一种客观存在的生命现象，它决定了我们对某种致病因子的反应和疾病的易感性，以及得病后的表现、治疗效果，也决定了预后转归。人的体质有九种，分别是平和质、气虚质、气郁质、阴虚质、阳虚质、血瘀质、湿热质、痰湿质、特禀质。除了平和质外，其他均属偏颇体质。虽然不同的体质状态可导致不同疾病的易患性，然而体质是可变可调的。在中医理论的指导下，通过后天饮食习惯、生活方式等的调整，结合中医传统方法如运动养生、精神养生、药物调理等积极、主动地改善偏颇体质，可以达到改善体质，减少疾病发生和传变的目的。比如气虚质，通过食用健脾益气的食物如小米、山药、鸡肉等；进行八段锦、六字诀等运动调养；服用人参、黄芪、白术等补气中药；避免过度劳神、过思过悲、过度劳累、大负荷运动等耗气活动，可以达到健脾益气、培补元气的目的，从而改善气虚体质。

2）四季养生　四季养生即"顺时养生"，是指在"天人相应"的中医理论指导下，提倡应顺应自然界四时、昼夜、时辰阴阳消长的规律，采用相应养生保健的方法，从而达到健康长寿的养生方法，即所谓"苍天之气，清净则志意治，顺之则阳气固，虽有贼邪，弗能害之，此因时之序。故圣人传精神，服天气，而通神明"（《素问·生气通天论》）。四季养生强调应根据四时气候特点和发病规律，在饮食、起居作息、运动等方面采取积极主动的调养措施。如在起居作息方面，春季阳气升发，宜"夜卧早起，广步于庭"；夏季阳气旺盛，宜"夜卧早起，无厌于日"；秋季阳气渐收，阴气渐盛，宜"早卧早起，与鸡俱兴"；冬季阴气旺盛，宜"早卧晚起，静待日光"。此外，根据季节、天气变化适时添衣加被，达到"顺四时而适寒暑"的状态，可促进健康。

3）情志养生　情志养生又称为"精神调摄法""心理调摄法"，是指在中医理论的指导下，通过清静养神、调摄情志等方法，促进心身康复的一种养生方法。中医主张形神俱养，重在调神。《素问·上古天真论》曰："恬惔虚无，真气从之，精神内守，病安从来。"故调神宜保持淡泊宁静的状态，摒除杂念，专心致志，保持精神静谧，心静则神安，避免多思导致神殆；多念导致志散；多欲导致志昏；多事导致形劳。可采用气功练神法，如练习八段锦、太极拳、意念导引、呼吸吐纳法等；采用修性怡神法，如进行阅读、绘画、下棋等怡情养性的活动。由于情志的变化可影响机体脏腑功能状态，从而导致人的生理和病理变化，故应注意情绪的调节和控制，以积极主动的、肯定的、正性的情绪取代消极厌世、被动否定的情绪。中医将人的情志活动分为喜、怒、忧、思、悲、恐、惊七种形式，七情与五脏之间存在阴阳生克的原理，可以用相互制约、相互克制的情志来转移原来对机体有害的情志，如思伤脾者，以怒胜之；恐伤肾者，以思胜之等。此外，还可采用移情法、暗示法、开导法、疏泄法等来达到调摄情志的目的。

4）饮食养生　饮食养生是指在中医理论指导下，应用日常饮食来调整机体状态，达到防病治病、促进健康长寿和疾病康复的调养方法。自古以来就有"药食同源""药补不如食补"的说法。饮食养生的关键是保护脾胃。饮食养生的原则，一是辨明气味、合理搭配：除了考虑蛋白质、脂肪、碳水化合物等营养素的合理搭配外，还应注意食物四气五味的搭配，对不同的体质或疾病，应避免不同味气所伤；二是饮食有节、饥饱适度：饮食宜饥饱适度，忌暴饮暴食，在较为固定的时间进食，做到"早饭宜好，午饭宜饱，晚饭宜少"，注意饮食卫生，不进不洁食物，饮食宜温、软、熟，勿食或少食生冷制品等；三是三因制宜，勿犯禁忌：①根据四时气候变化选择饮食。②根据不同的地域、环境、水土、风俗等选择饮食。③根据不同的年龄、体质、性别等选择饮食，做到因时、因地、因人制宜。此外，患病时应注意饮食宜忌，应根据病证的寒、热、虚、实，结合食物的四气五味、升降沉浮及归经等来选择合适的食物，如寒证用温热之品，热证用寒凉之品等。

5）运动养生　运动养生又称为导引调摄法、气功调摄法，是指通过肢体运动配合呼吸、意念来畅通气血经络、调节脏腑功能，达到强身健体、祛病延年的养生方法。运动养生注重形、气、神三者的协调统一，其以调身、调息、调心为核心，强调在进行躯体姿势和动作锻炼的同时，应配合深长柔缓的呼吸运动及排除杂念、意念归一的意守状态。常用的运动养生法有太极拳、五禽戏、八段锦、六字诀、吐纳法、站桩功、内养功等。运动养生的原则包括把握动作要领、注意动静结合、运动要适度、遵循三因制宜、坚持循序渐进。

6）经穴养生　经穴养生法是指通过针刺、艾灸、推拿等方法，刺激经络、穴位，以激发经络气血、通利经络、扶正祛邪，调整脏腑功能，达到预防疾病、促进健康和疾病康复目的的养生方法。如针刺养生法，通过毫针刺激人体某些具有强壮效用或促进疾病康复穴位，从而激发经气，促进气血运行，达到补虚泻实，调整脏腑功能的目的；艾灸养生法，通过艾火的热力，灸灼、熏烤穴位，达到温经通络、扶正祛邪、调整脏腑功能目的的养生方法；推拿养生法：通过手对体表穴位进行点、按、揉、拍等手法，以疏通经络、行气活血，达到防病治病、祛病延年目的的养生方法。

三、中医健康教育的形式及流程

（一）形式

1.发放印刷材料　常见的印刷材料有传单、折页、手册/小册子、粘贴画、海报、横幅、标语等。

（1）传单　一般为单页，主要由文字形成简单的信息，用于倡导健康理念，传播健康知识。常在开展大型义诊、健康教育讲座时发放，也可直接入户或服务对象就诊时发放。

（2）折页　通常为二折页或三折页，特点是彩色印刷、图文并茂、通俗易懂，便于携带和保存，用于宣传健康知识，也可进行某种具体的操作技术、活动方法的介绍。常放置于门诊候诊区、就诊室、咨询台、护士站、病房等。

（3）手册/小册子　由专门的卫生机构编写、印刷，以文字为主，信息量大，常包含丰富的健康知识、健康行为指导，用于系统、全面的传播健康知识、信息和技术。可发放给阅读能力强、健康相关知识需求大的人群，如社区护士、文化程度较高的慢性疾病患者等。

2.播放音像资料　常见的音像资料包括录像带、录音带、光盘、电视讲座、广播讲座等，特点是直观、生动。通过声音、图像的形式传播健康知识和技能，能激发学习兴趣。适合在卫生机构的候诊区、健康教育室等场所播放，或在学校、工厂、社区等区域组织观看。

3.设置健康教育宣传栏　宣传栏是医疗卫生机构放置于室外、走廊墙壁等公共区域的健康教育形式，常用于宣传目标人群共同需要的卫生知识，如季节性疾病、国家卫生政策法规、突发公共卫生事件等。放置地点宜选择在人流量大且易于驻足的地方，如病区走廊、社区、街道旁、候诊室、输液大厅等，宣传栏的高度以距地面 1.5 ～ 1.6m 高为宜。

4. 网络平台宣传   网络平台宣传是利用健康教育网站、微信、微信群、微信公众号、电子邮箱、QQ 等进行中医健康教育的形式，具有内容丰富、互动性强、传播迅速的特点。常用于中医治未病理论知识、常见慢性病中医药防治知识的宣传。随着互联网技术的快速发展及移动通信设备的普及和推广，网络平台健康教育越来越受欢迎。

5. 针对性开展健康咨询活动   健康咨询是近年来随着人们对健康关注程度的增加而兴起的一项寻求有关疾病、健康、保健、康复等信息的服务项目。健康咨询的方法包括面对面咨询、电话咨询、微信咨询等。卫生服务机构可利用各类健康主题日或根据重点的健康问题，开展咨询活动，如举办健康知识讲座、健康沙龙等，引导和促进服务对象学习健康知识和技能。

6. 开展个性化健康教育   健康管理师、医护人员在门诊随访、家访时可根据服务对象的需要，开展个性化的健康指导。

7. 鼓励参加健康自助类团体   健康自助类团体是指以健康为目的组成的社会团体或组织，如高血压俱乐部、糖尿病病友会、戒烟互助会等。应鼓励服务对象积极参加各种健康自助类团体，通过病友间、人群间的经验交流、互助互学，达到传播健康知识和技能的目的。

（二）流程

1. 评估健康需求   在进行中医健康教育之前，首先应为服务对象进行健康辨识和健康评估，明确健康问题；其次，了解服务对象对自身健康问题的了解程度，所拥有的健康知识、态度和技能；再次，了解服务对象的年龄、性别、文化程度、学习能力，对健康教育的态度、需求等。应根据服务对象的学习需求、学习能力及学习条件来安排健康教育活动。

2. 制订计划   计划是为实现健康教育目标而对一系列的教育活动做出事前部署。制订计划时应注意以下问题：

（1）明确实施计划的前提条件   应根据教育目标，明确实现计划所需要的人力、物力、经费等资源，全面考虑可能碰到的问题或阻碍，如健康教育者的资质、教育场所是否合适、教育时间的长短、教育方法和工具的选择等，并找出相应的解决办法，确定计划完成的日期。

（2）教育计划应书面化、具体化   每项教育活动都应包括教育的时间、地点、内容、方法、进度、教育对象、参加人员及教育所需的设备和资料等。

（3）应不断完善和修正计划   计划初步制订后，最好邀请有关的人员和学习者参加计划的修订，通过分析比较，确定最优的方案，使计划切实可行。

3. 实施计划   计划实施前，应对实施健康教育活动的相关人员进行培训，使其了解活动的目标、具体的任务等；计划实施期间，应定期进行监督和评价，根据实际情况调整计划；计划完成后，应进行活动总结和效果评价。

4. 评价效果   评价应贯穿于活动的全过程。评价的目的在于了解健康教育的效果，并根据评价结果及时调整教育计划、改进教学方法。评价的内容包括教育目标是否达到、既往教育需求的评估是否准确、教育方法是否恰当、教育者是否合适、教育形式是否合理、教育计划是否确实可行、是否需要调整计划等。

四、中医健康教育的质量评价

评价是中医健康教育活动不可或缺的一环，贯穿于计划和实施的各个环节。通过评价可以了解健康教育活动是否真正产生了效果，是否切实影响了人们行为的转变，是否值得支持和推广。中医健康教育的质量评价是全面监测、控制和保障计划实施质量，确保达到预期效果的关键措施。

（一）种类

1. 形成评价　形成评价是指在计划设计阶段或执行早期对计划内容所做的评价，包括需求评估和资源评估，目的是使健康教育计划更符合目标人群的实际情况。形成评价的内容包括：①计划目标是否明确合理、评价指标是否恰当。②干预策略、干预活动是否可行。③传播材料、测量工具是否恰当。④执行人员是否具有完成计划的能力。⑤资金的使用是否合理。⑥计划执行的最初阶段是否出现新情况、新问题等。形成性评价的方法包括查找文献、资料回顾、咨询、专家论证、小组讨论等。

2. 过程评价　过程评价贯穿于计划实施的始终，旨在了解计划日常持续运行情况，发现执行过程中存在的问题，以修改和完善计划。过程评价是评估计划执行的质量和效率，而不是评价计划的效果和行为效应，故又称为质量控制或规划质量保证审查。过程评价包括以下内容：

（1）评价计划实施情况以了解现场反应　如干预方法是否适合教育对象；干预活动是否按计划进行；计划是否调整；为什么调整；传播材料是否全部发放给了目标人群；干预活动是否覆盖了全部目标人群；目标人群参与情况如何，是否愿意参与活动；教育服务项目如各类展览、咨询等的利用情况，利用率低的原因是什么；是否建立了完整的信息反馈体系，是否建立了必要的记录保存制度；项目档案、资料记录的完整性和质量如何。

（2）评价工作人员的工作情况　如计划涉及哪些部门；这些部门能否良好协作和高效率完成工作；工作人员的责任心、热情和态度如何；工作人员的职业技能如何。

（3）政策和环境的评价　如项目活动涉及哪一层政府；具体与哪个部门有关；计划执行过程中有无政策环境方面的变化；这些变化对健康教育计划有什么影响。

过程评价的方法包括现场观察、档案资料查阅、目标人群调查三类。过程评价的指标有项目活动的执行率、干预活动的覆盖率、干预活动的暴露率、目标人群的满意度、活动费用的使用率、费用进度比等。

3. 效果评价

（1）效应评价　又称为近期和中期效果的评价，重点评价健康教育活动对目标人群知识、态度、信念、行为的直接影响。评价内容包括：①倾向因素：目标人群对健康知识、健康信念和价值观以及对健康相关行为的态度，采纳健康行为的动机和意向等。②促成因素：促进目标人群采纳健康行为所需的政策、资源、技术、服务等。③强化因素：与目标人群密切相关者（家人、同事、朋友、亲戚等）以及公众（社会舆论、社会道德）对目标人群采纳健康行为的支持程度、个人感受的变化情况。④健康相关行为改变情况：促进健康行为有无增加，健康危险行为有无减少，行为转变的程度等。⑤政策法规的制定情况：是否制定了有利于健康的政策、法律，是否为健康教育计划的开展提供了支撑性的环境等。效应评价的指标有卫生保健知识知晓、信念持有率、行为改变率、行为流行率等。

（2）结局评价　又称为远期评价，重点评价目标人群的健康状况和生活质量。评价的内容包括：①健康状况：生理心理健康指标如身体、体重、血压、血糖、焦虑、抑郁等变化情况；疾病与死亡指标如发病率、流行率、患病率、死亡率、病残率等。②生活质量：如智力、环境改善情况、活动能力、精神面貌、寿命等情况。结局评价的方法包括健康测量、问卷调查（如生存质量相关量表、日常活动能力量表、生活满意度指数等）。

（二）方法

开展现场调查是健康教育工作者评价教育效果的一项基本功。根据调查指标是否量化、是否随机抽取调查对象以及调查对象的多少，将现场调查分为定性调查和定量调查。

1. 定量调查法　定量调查法是根据事先设计好的调查问卷对目标人群通过询问、测量等方式获得量化指标的方法，包括抽样调查、普查、非抽样调查。通过定量调查可以获得健康相关情况，如生活质量、患病及死亡情况、健康相关行为改变情况等。常用的问卷调查法、身体测量等即属于定量调查法。

2. 定性调查法　定性调查法主要用于探究定量调查无法了解到的深层次问题或不需要获得确切数据的问题。在定性调查中，通过与调查对象进行开放式讨论以发现问题，并可深入探究问题的深层次原因。常用的定性调查法包括专题小组讨论法、个人深入访谈法、观察法。

思考题

1. 中医健康教育的常见形式有哪些及适用范围？
2. 中医健康教育质量评价的方法有哪些？

第四节　中医健康档案管理

中医健康档案（Health Record of TCM）是记录个体和群体健康信息的方式。健康信息记录与电子健康档案建立后，人们的健康信息将会更简单、快捷、安全地被计算机管理，减少了人力、物力的消耗，扩展了传播途径，为实现健康管理提供了更加系统的资料管理方式，也为人们更好地管理健康提供了有效的工具。

一、中医健康档案的基本概念

中医健康档案，是指运用中医"治未病"理论，以中医整体观念为指导，记录健康相关的一切行为与事件的档案。中医健康档案的核心是将公民个体及群体的身心健康状态（包括健康状态、亚健康状态、疾病状态）实现信息多渠道动态收集，进行规范、科学的记录，从而满足个体及群体健康评估、健康监测需要，为提升健康素质、评价调理效果、促进疾病康复提供依据。

电子健康档案（Electronic Health Record，EHR）是健康档案的电子化记录，美国医学档案研究所将 EHR 定义为"是存储于计算机中的、加有个人标识的、对个人相关卫生信息的集合"。美国卫生组织卫生标准 7（Health Level Seven，HL7）提出"EHR 是向个体提供的一份具有安全保密性、记录其在卫生体系中关于健康历史与服务的终身档案"。运用电子信息技术构建健康档案，实现健康信息的采集、存储、检索、整理、利用、分析等智能化管理。对个体而言，可以及时更新个人健康服务信息；对群体而言，可以及时进行信息的汇总分析，了解群体的健康状况，提高健康信息的管理质量和效率。档案记录了每个人从出生到死亡的所有生命体征的变化。建立完整、真实的健康档案，可以帮助个人及时更新健康服务信息，了解自身健康状况的变化、疾病发展趋向、治疗效果等情况，既有利于居民采取针对性的保健措施，也为医生诊治疾病带来很大的方便。

二、中医健康档案特点

1. **以人为本**　健康档案以人的健康为中心，以全体居民（包括患者和非患者）为对象，以满足居民自身健康需要和健康管理为重点。

2. **内容完整**　健康档案记录贯穿人的生命全程，内容不仅涉及疾病的诊断治疗过程，而且关注生理、心理、社会因素对健康的影响。其信息主要来源于个体与各类卫生服务机构发生接触而产生的所有卫生服务活动（或干预措施）的客观记录。

3. **重点突出**　健康档案记录内容是从日常卫生服务记录中适当抽取与居民个人健康管理、健康决策密切相关的重要信息，详细的卫生服务过程记录仍保留在卫生服务机构中，需要时可通过一定途径进行调阅查询。

4. **动态高效**　健康档案的建立和更新与卫生服务机构的日常工作紧密融合，通过提升档案系统技术水平，实现健康信息的数字化采集、整合和动态更新。

5. **标准统一**　健康档案的记录内容和数据结构、代码等都严格遵循统一的国家规范与标准。健康档案的标准化是实现不同来源的信息整合、无障碍流动和共享利用、消除信息孤岛的必要保障。

6. **分类指导**　在遵循统一的业务规范和信息标准、满足国家基本工作要求的基础上，健康档案在内容的广度和深度上具有灵活性和扩展性的特点，支持不同地区卫生服务工作的差异化发展。

三、中医健康档案管理的目的和内容

（一）目的

1. **满足中医健康档案管理规范化的需要**　中医健康档案的建立，在客观上为实现社区卫生服务规范化服务创造了必要条件，为首诊制、双向转诊制的实现奠定了基础。通过对健康档案的系统分析，可以及时发现社区存在的卫生问题与健康问题，从而有针对性地调整社区卫生资源，按需增设服务项目，使社区卫生机构的人力、物力及财力得到合理利用。比如对不同年龄段老年人选择不同治疗方法的频次和效果进行评价，发现大多数老年人选择通过中药、拔火罐、针灸、推拿按摩、刮痧等中医技术来缓解或治疗疾病，因此提示社区医疗应加大中医药技能的培训和投入。

2. **促进中医健康档案管理的信息化和高效化**　社区卫生服务以居民健康档案为基础，通过对服务对象健康档案进行实时的增加、修改、查询、删除和浏览等，使用者可以对信息进行动态更新，促进健康信息的共享；同时能够实时地获取居民健康档案信息，并根据自己的权限对档案信息进行编辑，最终实现对健康档案信息化、系统化、自动化、动态化管理，提高医护人员及保健机构的工作效率，为居民提供连续性、综合性、协调性的高质量的基本卫生服务。

NOTE

（二）内容

一份完整的居民健康档案应包括个人基本健康档案、个人健康问题、家庭健康档案和社区健康档案四大部分。中医健康档案采集内容见附录二，个人健康档案采集表见附录三。

四、中医健康档案管理的组织体系

为确保居民健康档案工作的顺利进行，居民健康档案管理工作形成当地政府牵头、卫生行政部门组织、疾病预防保健专业机构具体实施的组织体系，高效完善居民健康档案管理网络。

1. 卫生行政部门　卫生行政部门负责其辖区内居民健康档案的组织管理工作，并制定各项技术标准和技术规范要求，将建立居民健康档案纳入社区卫生服务工作和疾病预防保健工作的基础工作内容之一，协调解决工作中的困难和问题。

2. 疾病预防保健专业机构　疾病预防保健专业机构负责制定各项相关工作信息采集、质量控制和效果评价的技术规范和工作方案，负责对辖区内各乡镇卫生院/社区卫生服务中心（站）开展有关疾病防治和预防保健工作的技术指导和人员培训，并以居民健康档案采集的信息为依据，开展质量控制和管理。

3. 医疗机构　采用医疗机构信息化管理，即医院管理信息化，建立并使用医院管理信息系统（Hospital Management Information System，HMIS）、临床信息系统（Clinical Information System，CIS）、医学影像信息系统（Picture Archiving and Communication Systems，PACS）、实验室（检验科）信息系统（Laboratory Information System，LIS）等，应始终与上、下级部门保持联系和资源共享。

4. 乡镇卫生院/社区卫生服务中心（站）　将建立居民健康档案作为转变服务模式、深入开展社区服务的一项基础性工作，在卫生行政部门的组织领导和各疾病预防保健专业机构的指导下，完成健康档案基础资料的采集录入和分类管理等工作，不断把服务产生的信息充实到居民健康档案中，对健康档案实施动态维护，并按照卫生行政部门和预防保健机构的要求，定期上报相关工作统计报表及数据。

五、中医健康档案管理的流程和使用

（一）中医健康档案管理的服务对象

建立中医健康档案时，将服务对象分为三类：①未病人群：该人群正气充足，能自由调整体内的脏腑、阴阳、气血、经络等的协调平衡，平时仅需参加周期性健康体检，寻求健康咨询即可。②欲病人群：是指疾病将要发生而尚未发生之前的状态，人体已存在不适症状，但不足以诊断为某种疾病，需寻求健康指导者。③已病人群：是指在各种病因的刺激下，出现人体脏腑、阴阳、气血、经络等功能失衡的临床表现，并伴随疾病发生发展全过程，如患有高血压、糖尿病、冠心病、脂肪肝等慢性病人群。

（二）中医健康档案管理的流程

1. 确定需要建立个人健康档案的服务对象和建档方式　对于首次就诊者，医护人员依据自愿原则为其建立健康档案。对于重点管理人群须遵守当地政府部门有关重点人群管理要求，通过入户服务（访视或调查）、疾病筛查、健康体检、体质辨识、门诊接诊等方式，由责任医护人员在居民家中或工作现场分期、分批建立健康档案。

2. 建立服务对象的个人健康档案　居民健康档案维护是一项长期、系统、动态的过程，档案信息总在不断变化中。因此，信息采集工作应采用入户调查与日常医疗、预防和保健等各项工作相结合的方式完成。常见的档案建立有以下几种形式。

（1）在社区卫生服务中心建立档案　辖区居民到乡镇卫生院/社区卫生服务中心（站）接受服务时，由医护人员负责为其建立居民健康档案，实施中医四诊评估，进行中医体质辨识分型，并根据其主要健康问题和服务情况填写相应记录。

（2）入户时建立档案　通过入户服务（调查）、疾病筛查、健康体检等多种方式，为居民建立健康档案，并根据其主要健康问题和服务情况填写相应记录。

（3）建立电子健康档案　已建立居民电子健康档案信息系统的地区应由乡镇卫生院/社区卫生服务中心（站）通过上述方式为个人建立居民电子健康档案。

（4）原始资料装入档案袋中保存　将医疗卫生服务过程中填写的健康档案资料，统一装入档案袋存放。农村地区可以以家庭为单位集中存放保管，居民电子健康档案数据存放在电子健康档案数据中心。

3. 发放健康档案信息卡

（1）填写健康档案信息卡　对建立了健康档案的对象，为其填写和发放健康档案信息卡，嘱其在复诊或随访时使用。健康档案信息卡的形式可以多样，其目的是便于查找健康档案。

（2）建立家庭健康档案　在建立个人健康档案的基础上，建立家庭健康档案，包括家庭成员一般情况、家庭成员主要健康问题目录、家庭社会经济状况、变更情况等内容。

4. 动态管理中医健康档案

（1）补充诊疗记录　已建档人员到医疗保健机构就诊时，应持居民健康档案信息卡，医生调取其健康档案后，根据复诊情况，及时更新、补充档案内容。

（2）补充入户服务信息　入户开展医疗卫生服务时，应先查阅服务对象的健康档案并携带相应表单，在服务过程中记录、补充相应内容。已建立电子健康档案信息系统的机构应同时更新电子健康档案。

（三）中医健康档案的使用

1. 利用中医健康档案进行全科医疗服务

（1）为制订诊疗、护理和预防保健计划提供依据　中医健康档案详细记录了个人和家庭的健康问题和相关危险因素，并评估和辨证分析个体的阴阳平衡、五脏六腑、气血经络、筋骨脉络等状态，为临床诊断、治疗、护理和预防保健提供全面资料。

（2）评估个人、家庭的健康问题并提出干预措施　狭义而言，健康档案建档对象包括就诊者和未就诊者。对于就诊者，医护人员可利用健康档案进行诊断、护理和治疗；对于未就诊者，医护人员则可通过建立个人和家庭健康档案，因人而异制定恰当的健康管理方式，并预测每个家庭可能出现的问题，提供周期性健康检查和健康宣教服务。比如根据个体的体质类型或不适症状提供食疗药膳养生指导，并结合中医技术，帮助个体改善体质、减轻症状、预防疾病、增进健康。

（3）为社区卫生规划提供依据和参考　在社区范围内，医护人员需兼顾个体和群体，利用社区健康档案，掌握本社区的人口学特点（包括年龄、性别、文化、职业、婚姻、家庭等）及患病和死亡特点，有针对性地制订本社区的卫生服务计划，保障社区群体健康生活质量。

NOTE

（4）为顾问医师提供详细的参考资料 健康档案详细记录了患者现存问题、发病背景、服药史等情况，在转诊、会诊时，为顾问医生进一步制订诊疗计划提供重要依据。

2. 应用中医健康档案进行全科医学教育 不论对医学生还是医护人员，健康档案都是很好的学习资料。健康档案在内容上注重完整性、逻辑性和准确性，在形式上注重规范性。使用中医健康档案，既能锻炼医护工作者的临床思维，又能加强其对中医运用于全科医学的理解和融会贯通。

3. 利用中医健康档案进行全科医疗研究

（1）开展流行病学和临床研究 中医健康档案资料记录了个人健康问题、行为习惯、年龄和性别等内容，通过数据分析，梳理中医养生与"治未病"健康管理的源流；中医健康档案还详细记录了个体体质类型、患病情况，为继续深入健康状态中医辨识研究奠定基础；利用家庭健康档案，可进行家庭患病率、预防、遗传咨询等研究。

（2）进行卫生服务研究 以健康档案为依据，开展有关卫生需求、疾病高危因素、遵医行为与健康教育效果等研究，并分析卫生服务实施条件，如卫生服务人员和机构数目、分布、业绩评价等。

（四）中医健康档案服务的要求

1. 自愿原则 健康档案的建立要遵循自愿与引导相结合的原则，在使用过程中要注意保护服务对象的个人隐私。

2. 及时更新 建立健全制度，定期做好数据备份，保证数据信息的安全。各机构应通过多种信息采集方式建立健康档案，及时更新，保持资料的连续性。

3. 档案编码 统一为健康档案进行编码，采用 16 位编码制，以国家统一的行政区划编码为基础，以乡镇（街道）为范围，村（居）委会为单位，编制健康档案唯一编码。同时将建档居民的身份证号作为身份识别码，为在信息平台下实现资源共享奠定基础。

4. 记录规范 按照国家有关专项服务规范要求记录相关内容，记录内容应完整规范、真实准确。各乡镇卫生院 / 社区卫生服务中心（站）在维护和使用健康档案时，应及时补充、核实、录入、修订、提交健康档案相关个人基础信息。各类检查报告单据和转诊、会诊的相关记录应粘贴留存归档。

5. 专人管理 健康档案管理应具有必需的档案保管设施设备，集中存放在乡镇卫生院 / 社区卫生服务中心（站）（或全科医疗门诊部），按照防盗、防晒、防高温、防火、防潮、防尘、防鼠、防虫等要求妥善保管。由专人负责健康档案管理工作，保证健康档案完整、安全。

6. 电子管理 加强信息化建设，有条件的地区应利用计算机管理健康档案。居民在乔迁、嫁娶等自然迁徙过程中，管辖地可以通过有效的身份证（或出生证、身份证、军官证、护照等）将居民健康档案信息直接导入到管辖地。

7. 拓展中医药服务 积极应用中医药方法为城乡居民提供中医健康服务。记录相关信息纳入健康档案管理。

8. 行政调控 居民健康档案的有关统计和分析信息应由卫生行政部门按要求统一发布。

9. 信息保密 相关机构如医疗机构、高等院校、科研机构等，因工作需要使用健康档案相关信息时，应书面报卫生行政部门备案，使用时不得调用原始数据信息。居民健康档案信息不得用于任何商业用途。

（五）中医健康档案工作考核和评价

为了保证居民健康档案工作的顺利进行，应定期对健康档案工作进行考核，包括辖区机构上传数据的及时性、完整性、准确性和一致性，以及各单位建档完成的规范性，采取定期与不定期抽查相结合的方法，现场查看资料和走访建档居民评分相结合。常用的考核指标包括居民健康档案建档率、健康档案合格率、健康档案使用率等，指标计算公式如下：①健康档案建档率＝建档人数／辖区内常住居民数×100%。②健康档案合格率＝抽查档案中填写合格的档案份数／抽查档案总份数×100%。③健康档案使用率＝抽查档案中有动态记录的档案份数／抽查档案总份数×100%，有动态记录的档案指 1 年内有符合各类服务规范要求的相关服务记录的健康档案。

六、中医健康档案书写的原则和要求

（一）指导原则

1. **客观性与真实性** 健康档案的客观性和准确性是其长期保存、反复使用的价值所在。因此，在收集资料时，医护人员应在接受服务对象或其家属提供主观资料的同时，通过家庭访视、社区调查获得更多的客观资料。

2. **系统性与完整性** 医护人员在收集健康资料时，需通过个人基本信息表、健康体检表、接诊记录表、会诊记录表、双向转诊单、居民健康档案信息卡等完成信息采集，建立系统化档案。另外，健康档案信息需通过健康咨询、临床诊疗、健康体检等多渠道采集，应持续积累、及时更新，保持资料的时效性和完整性。

3. **规范性** 医护人员应以严谨的态度对待健康档案的书写。文字描述、计量单位使用要符合有关规定，做到准确无误，符合标准。实际工作中经常使用的健康问题的名称，要符合疾病分类的标准，健康问题的描述需符合医学规范。

（二）书写要求

1. **记录工具** 健康信息档案书写应使用蓝黑墨水、碳素墨水，需复写的健康信息资料可以使用蓝或黑色油水的圆珠笔。计算机打印健康信息资料应当符合健康信息资料保存的要求。

2. **记录语言** 健康信息档案书写应当使用中文，通用的外文缩写和无正式中文译名的症状、体征、疾病名称等可以使用外文。

3. **规范用语** 健康档案书写应规范使用医学术语，中医术语的使用依照相关标准、规范执行。要求文字工整，字迹清晰，表述准确，语句通顺，标点正确。

4. **书写修改** 健康信息档案书写过程中出现错字时，应当用双线划在错字上，保留原记录清楚、可辨，并注明修改时间，修改人签名。不得采用刮、粘、涂等方法掩盖或去除原来的字迹。

5. **签字确认** 健康信息档案应当按照规定的内容书写，并由相应医师或健康管理师签名。

6. **书写时间** 健康信息档案书写一律使用阿拉伯数字书写日期和时间，采用 24 小时制记录。

7. **诊断信息** 健康信息档案书写中涉及的诊断，包括健康、体质、亚健康和疾病诊断。其中疾病诊断包括中医诊断和西医诊断，中医诊断包括疾病诊断与证候诊断。

NOTE

思考题

1. 中医健康档案管理的内容包括哪些？
2. 中医健康档案管理的服务对象有哪些？
3. 简述中医健康档案工作常用的考核指标和算法。

第五节　中医健康管理的回访

回访是近年来伴随医学模式转变而深入探索的一种开放式健康教育模式。国家卫生计生委 2015 年 1 月发布的《进一步改善医疗服务行动计划》及《中国护理事业发展规划纲要（2016 — 2020 年）》中均指出，要建立回访制度，注重患者出院回访，回访率需达 80％以上。

一、中医健康管理回访的目的和意义

（一）中医健康管理回访的目的

通过给患者和社区个体提供有序、协调、连续的专业性和非正式的治疗与照护服务，缓解患者症状、延缓病情进展、促使患者规范治疗、提高患者对慢性病的控制。发挥中医"治未病"的健康管理优势，将"养生、欲病先防、已病防变、瘥后防复"理念贯穿回访过程，提高社区人群对健康行为的认知，建立合理膳食、适量运动、戒烟限酒、心理平衡的健康生活方式，改善人群生活质量。

（二）中医健康管理回访的意义

1. 提高护理工作质量，改善医疗服务质量　回访制度能更真实地收集到患者的健康信息。在回访中，患者不会受到住院角色的干扰，能更直观地说出内心感受，利于管理者了解患者需求，动态分析存在的问题，及时采取措施弥补不足，持续改进服务质量，起到真正的监督和督促作用。

2. 增加医患或护患之间的信任与尊重，体现整体护理内涵　回访制度能使优质护理从院内延伸到院外，大大缩短医护人员与患者的距离，提高患者的自我护理能力以及遵医行为。回访作为新时期开放式的健康管理形式，使健康服务范围从医院拓展至患者的家庭以及社区，充分体现了"以人为本"的护理理念，进一步丰富了整体护理的内涵。

3. 推进中医药服务，节约公共卫生资源　中医健康管理秉承中医"养生保全、未病先防、先病而治、既病防变"的特点，中医健康回访将以全面实施健康管理为目标，以中医药为特色，以社区居民广泛参与为基础，不仅致力于预防疾病的发生、发展，还开展疾病干预、治疗、控制等工作，通过中医体质辨识和中医健康干预等措施，预防疾病发生，减轻病患痛苦，使其长期健康存活，从而节约社会医疗卫生资源。

4. 提升医护人员专业能力　医护人员具备扎实的专业能力是回访成功的关键因素，访视内容涉及营养学、心理学、法律、基本礼仪等多学科知识，要求医护人员在工作和学习中不断提高自身文化水平、拓宽知识面，满足被访视人员的健康需求。因此，回访工作促进了医护人员学习的积极性。

二、中医健康管理回访的常见形式

真正意义的健康管理应是全过程、无缝隙的健康维护，住院时能做好患者入院、住院和出院全程护理，居家时能通过上门、电话、微信及 QQ 等多种方式进行回访，使人们在家也能得到专业指导，真正体现以人为本的服务宗旨。

1. **社区座谈会**　定期组织医护人员到各社区举办座谈会，开展群体健康教育，针对不同人群普及健康知识，从饮食、运动、行为、中医四季养生、情志调理等方面给予科学、合理的建议和指导。在座谈会中，还可以由医护人员进行中医养生操、穴位按摩等示范，发放健康资料宣传小册子，附上健康生活方式口诀便于记忆。如针对老年人，发放健康自我管理卡片，为老年人示范身高、体重、腰围、臀围、血压、血糖等的正确测量方法，鼓励其经常测量相关指标并将其记录于自我管理卡片中，为其详细讲解有关情志调摄、起居调养等中医养生知识，形成良好的自我管理氛围。

2. **家庭访视**　采取上门回访的方式，对访视对象的生活环境和行为方式进行观察，给予个性化居家健康指导，通过与访视对象、家庭成员间的互动，提出准确有效的建议，并协助其更好地利用社区卫生资源，促进健康生活方式的建立。

3. **电话回访**　电话回访是最常用的回访方式，方便访视对象答疑解惑，并实时了解其饮食、运动和心理情况。为了提高电话回访质量，访视人员需做好以下工作：①对被访视对象的电话号码进行核实，必要时提供多个电话号码。②信息录入电子化，减少因字迹潦草造成的错误登记的情况。③选择恰当的回访时间，一般在每天的 9～11 时、15～17 时进行，避免打扰其工作、学习和休息，也可以根据访视对象的职业进行合理调整。④规范电话礼仪，访视人员进行电话回访时，首先应表明自己的身份，根据访视对象的职业及年龄选择合适的称呼，比如"×女士""×先生""×老师"等，说话语气委婉、柔和。

4. **信息化随访**　随着信息化技术的快速发展，人们的生活方式、交流方式都发生了较大的变化，越来越多的人习惯借助信息化技术交流，如博客、网络平台、QQ、微信、电子邮件等。在回访中，访视人员可以通过信息化手段进行网络视频或音频回访，定期推送健康小贴士及健康知识链接等。此外，通过与访视对象建立微信或 QQ 好友关系，可以随时随地进行沟通交流，及时帮助访视对象解决日常健康问题。如对居家慢性病患者可以通过远程网络支持（微信、QQ 等），指导其开展中医养生操、穴位按摩、饮食调摄等自我护理。但还有相当一部分中老年人，以及文化程度不高的服务对象对智能软件、QQ、微信等信息化随访形式接受程度较低，且信息化随访需要配置电脑或智能手机等硬件才能实施，故针对此类老年人群仍应该以电话、家访和门诊等方式为主，结合书面、讲座、培训班，多渠道开展有关健康危险因素、常见慢性病知识、健康生活方式等健康教育。

NOTE

思考题

1. 开展中医健康管理的回访工作有什么意义？

2. 某社区医院正在制订社区中医健康管理回访计划，请问：

（1）开展中医健康管理回访的常见形式有哪些？

（2）在各种回访方式中最常用什么回访方式？在实施该回访方式时注意事项是什么？

附录一

中医体质分类与判定表

请根据一年的体验和感觉，回答以下问题	没有（根本不）	很少（有一点）	有时（有些）	经常（相当）	总是（非常）
平和质　　　　　判定结果：	□是	□基本是	□否		
（1）您容易失眠吗？ *	1	2	3	4	5
（2）您容易忘事（健忘）吗？ *	1	2	3	4	5
（3）您容易疲乏吗？ *	1	2	3	4	5
（4）您说话声音无力吗？ *	1	2	3	4	5
（5）您感到闷闷不乐、情绪低沉吗？ *	1	2	3	4	5
（6）您比一般人耐受不了寒冷（比如冬天的寒冷，夏天的冷空调、电扇等）吗？ *	1	2	3	4	5
（7）您能适应外界自然和社会环境的变化吗？	1	2	3	4	5
（8）您精力充沛吗？	1	2	3	4	5
气虚质　　　　　判定结果：	□是	□基本是	□否		
（1）您容易疲乏吗？	1	2	3	4	5
（2）您容易气短（呼吸短促，接不上气）吗？	1	2	3	4	5
（3）您容易心慌吗？	1	2	3	4	5
（4）您容易头晕或站起时晕眩吗？	1	2	3	4	5
（5）您比别人容易患感冒吗？	1	2	3	4	5
（6）您喜欢安静、懒得说话吗？	1	2	3	4	5
（7）您说话声音低弱无力吗？	1	2	3	4	5
（8）您活动量稍大就容易出虚汗吗？	1	2	3	4	5
阳虚质　　　　　判定结果：	□是	□基本是	□否		
（1）您手脚发凉吗？	1	2	3	4	5
（2）您胃脘部、背部或腰膝部怕冷吗？	1	2	3	4	5
（3）您感到怕冷、衣服比别人穿得多吗？	1	2	3	4	5
（4）您比一般人耐受不了寒冷（比如冬天的寒冷，夏天的冷空调、电扇等）吗？	1	2	3	4	5
（5）您比别人容易患感冒吗？	1	2	3	4	5
（6）您吃（喝）凉的东西会感到不舒服或者怕吃（喝）凉东西吗？	1	2	3	4	5
（7）您受凉或吃（喝）凉的东西后，容易腹泻（拉肚子）吗？	1	2	3	4	5
阴虚质　　　　　判定结果：	□是	□基本是	□否		
（1）您感到手脚心发热吗？	1	2	3	4	5
（2）您感觉身体、脸上发热吗？	1	2	3	4	5
（3）您皮肤或口唇干吗？	1	2	3	4	5
（4）您口唇的颜色比一般人红吗？	1	2	3	4	5

NOTE

续表

（5）您容易便秘或大便干燥吗？	1	2	3	4	5
（6）您面部两颧潮红或偏红吗？	1	2	3	4	5
（7）您感到眼睛干涩吗？	1	2	3	4	5
（8）您感到口干咽燥，总想喝水吗？	1	2	3	4	5
痰湿质　　　　　判定结果：	□是	□基本是	□否		
（1）您感到胸闷或腹部胀满吗？	1	2	3	4	5
（2）您感到身体沉重不轻松或不爽快吗？	1	2	3	4	5
（3）您腹部肥满松软吗？	1	2	3	4	5
（4）您有额部油脂分泌多的现象吗？	1	2	3	4	5
（5）您上眼睑比别人肿（上眼睑有轻微隆起的现象）吗？	1	2	3	4	5
（6）您嘴里有黏黏的感觉吗？	1	2	3	4	5
（7）您平时痰多，特别是咽喉部总感到有痰堵着吗？	1	2	3	4	5
（8）您舌苔厚腻或有舌苔厚的感觉吗？	1	2	3	4	5
湿热质　　　　　判定结果：	□是	□基本是	□否		
（1）您面部或鼻部有油腻感或者油亮发光吗？	1	2	3	4	5
（2）您容易生痤疮或疮疖吗？	1	2	3	4	5
（3）您感到口苦或嘴里有异味吗？	1	2	3	4	5
（4）您大便黏滞不爽、有解不尽的感觉吗？	1	2	3	4	5
（5）您小便时尿道有发热感、尿色浓（深）吗？	1	2	3	4	5
（6）您的阴囊部位潮湿吗？（限男性回答）	1	2	3	4	5
（7）您带下色黄（白带颜色发黄）吗？（限女性回答）	1	2	3	4	5
血瘀质　　　　　判定结果：	□是	□基本是	□否		
（1）您的皮肤在不知不觉中会出现青紫瘀斑（皮下出血）吗？	1	2	3	4	5
（2）您两颧部有细微红丝吗？	1	2	3	4	5
（3）您身体上有哪里疼痛吗？	1	2	3	4	5
（4）您面色晦黯或者出现褐斑吗？	1	2	3	4	5
（5）您容易有黑眼圈吗？	1	2	3	4	5
（6）您容易忘事（健忘）吗？	1	2	3	4	5
（7）您口唇颜色偏黯吗？	1	2	3	4	5
气郁质　　　　　判定结果：	□是	□基本是	□否		
（1）您感到闷闷不乐、情绪低沉吗？	1	2	3	4	5
（2）您容易精神紧张、焦虑不安吗？	1	2	3	4	5
（3）您多愁善感、感情脆弱吗？	1	2	3	4	5
（4）您容易感到害怕或受到惊吓吗？	1	2	3	4	5
（5）您胁肋部或乳房胀痛吗？	1	2	3	4	5
（6）您无缘无故叹气吗？	1	2	3	4	5
（7）您咽喉部有异物感，且吐不出、咽之不下吗？	1	2	3	4	5

NOTE

续表

特禀质　　　　判定结果：	□是	□基本是	□否		
（1）您没有感冒时也会打喷嚏吗？	1	2	3	4	5
（2）您没有感冒时也会鼻塞、流鼻涕吗？	1	2	3	4	5
（3）您有因季节变化、温度变化或异味等原因而咳喘的现象吗？	1	2	3	4	5
（4）您容易过敏（对药物、食物、气味、花粉，或在季节交替、气候变化时）吗？	1	2	3	4	5
（5）您的皮肤容易起荨麻疹（风团、风疹块、风疙瘩）吗？	1	2	3	4	5
（6）您的皮肤因过敏出现过紫癜（紫红色瘀点、瘀斑）吗？	1	2	3	4	5
（7）您的皮肤一抓就红，并出现抓痕吗？	1	2	3	4	5

说明：

1. 将自己一年来的体验，在表中右侧"1、2、3、4、5"中选一项。

2. 根据一年来的自我感觉填写，而不是近期或现在的感觉。

3. 注意区别表里症状发生的程度和时间：

没有（根本不）：解释为一年也没有发生一次，没有任何症状。

很少（有一点）：解释为一年发生的概率在 10% ～ 20%，症状不明显。

有时（有些）：解释为一年发生的概率在 30% ～ 40%，症状偶尔明显，一般很快缓解。

经常（相当）：解释为一年发生的概率在 60% ～ 80% 以上，症状比较明显。

总是（非常）：解释为一年内发生的概率非常频繁，几乎每天都发生或程度非常严重，症状不易缓解。

4. 计分方式：①每一问题按 5 级计分，计算原始分和转化分，依标准判定体质类型；

②注 * 的条目采用逆向计分，即 1→5，2→4，3→3，4→2，5→1。

原始分 = 各条目分总和

转化分 =[（原始分 - 条目数）/（条目数 *4）]*100

如

平和质：①转化分 ≥ 60 分，其他 8 种体质转化分均 < 30 分，判定结果为"是"；

②转化分 ≥ 60 分，其他 8 种体质转化分均 < 40 分，判定结果为"倾向是"；

③不满足上述条件，判定结果为"否"。

偏颇体质：①转化分 ≥ 40 分，判定结果为"是"；

②转化分 30~39 分，判定结果为"倾向是"；

③转化分 < 30 分，判定结果为"否"。

附录二

以问题为导向的中医健康档案采集内容

1. 个人基本健康档案　社区医疗中心的个人健康问题记录多采用以问题为导向的病例记录（Problem-Oriented Medical Record，POMR）方式，比传统的以疾病为导向的病例记录（Disease Oriented Medical Record，DOMR）方式所记录的内容更加全面，并且POMR按照不同的健康问题进行分类记录，由基本资料、问题目录、问题描述、病情进展记录等部分组成。

（1）**基本资料**　包括基础信息和基本健康信息。具体内容如下：①人口学信息：如姓名、性别、出生日期、出生地、国籍、民族、身份证件号码、文化程度、婚姻状况等。②社会经济学信息：如户籍性质、联系地址、联系方式、职业类别、工作单位等。③个人生活信息：兴趣特长、特殊嗜好、生活作息、生活环境等。④亲属信息：如子女数、父母亲姓名等。⑤社会保障信息：如医疗保险类别、医疗保险编号、残疾证编号等。⑥基本健康信息：如血型、过敏史、预防接种史、既往疾病史、家族遗传病史、健康危险因素、残疾情况、亲属健康情况等。⑦心理健康信息：包括体验标准、操作标准和发展标准。体验标准也称主观标准，是指以个人的主观体验和内心世界的状况作为衡量心理健康的标准，比如良好的心境和恰当的自我评价等；操作标准指通过观察、实验和测验等方法考察心理活动的过程和效应，其核心是效率，比如工作及学习效率的高低、人际关系是否和谐等；发展标准是以时间轴为基准对人的心理状态作纵向的回顾或展望，既要了解一个人经历了怎样的发展历程，又要估计他未来发展的可能性和趋势。不能孤立的只考虑某一类标准，要把三类标准联系起来综合地加以考察和衡量。⑧建档信息：如建档日期、档案管理机构等。

（2）**中医健康体检信息**　在中医理论指导下，运用人体阴阳平衡、五脏相生相克的原理，结合传统的望、闻、问、切四诊合参，运用体质分类标准化工具《中医体质分类判定标准》，确定被检者的体质，以及脏腑、经络、气血的健康状态，整体评估当前的功能状态。

（3）**西医健康体检信息**　包括体格检查、功能医学检测等，比如血常规、尿常规、生化检查、细胞学检查、心电图检查、X线检查和超声检查等。采用多学科方法，从宏观、中观、微观三个层次分析健康状态构成要素。

（4）**重点人群健康管理记录**　①儿童保健：出生医学证明信息、新生儿疾病筛查信息、儿童健康体检信息、体弱儿童管理信息等。②妇女保健：婚前保健服务信息、妇女疾病普查信息、计划生育技术服务信息、孕产期保健服务与高危管理信息、产前筛查与诊断信息、出生缺陷监测信息等。③老年人保健：既往病史、危险因素、生活自理能力、认知能力、饮食起居习惯等信息。

2. 个人健康问题

（1）**问题目录**　问题目录中所记录的问题可以是明确诊断的疾病，也可以是某种症状、体征及异常的化验结果；可以是生物因素所致的问题，也可以是社会、心理、行为方面的问题。它通常以表格形式将确认后的问题按时间发生顺序逐一记录。为了便于筛选，可以把健康问题分为主要健康问题和暂时性健康问题两类，前者是指慢性健康问题和健康危险因素（也可把健康危险因素另列）；后者是指急性、一过性或自限性健康问题。问题目录表一般置于健康档案之首，使医护人员对患者情况一目了然。

（2）问题描述　通常采用 SOAP 格式，即按照主观资料（Subject Information，S）、客观资料（Objective Data，O）、评估（Assessment，A）、计划（Plan，P）的顺序进行描述。"S"是指由患者提供的主诉、症状、病史、家族史等，应尽量表述出患者的意愿，避免把医生的主观看法加入其中；"O"是指医生在诊疗过程中观察到的患者资料，包括中医四诊资料、体格检查、实验室检查及其他辅助检查所获得的资料，还包括患者的态度、行为等；"A"是指医生根据获得的主观、客观资料，进行综合分析，对问题进行全面评价，包括诊断、鉴别诊断、问题轻重程度及预后判断等，并依据世界家庭医生组织（WONCA）制定的《基层医疗的国际分类标准（ICPC）》，对患者的就诊原因、健康问题和医疗过程进行分类，并针对患者的健康问题制订处理计划，包括进一步明确诊断，以及制订诊断计划、治疗计划、对患者进行健康教育的方法、是否需要会诊或转诊等。

（3）病情进展记录　对于主要健康问题，尤其是需要长期监测的慢性疾病，应对其病情变化及治疗情况做连续记录。可根据不同疾病和不同观察项目设计不同格式。如果需要观察的指标较多，可制成若干张监测表，如症状、体征监测表、实验室检查监测表等，对患者主要健康问题实施动态管理。

（4）会诊及转诊记录　在社区卫生服务机构，由于条件限制，有些疾病需通过会诊、转诊来解决。因此，会诊、转诊是社区医生协调性服务的重要手段。

会诊记录应与医院现行的记录方式相同。社区医疗中的转诊是一种双向转诊，即社区医生把患者转到综合性医院，综合性医院诊治患者后又将其转回社区医院。

（5）周期性健康检查记录　周期性健康检查（Periodic Health Examination，PHE）属于个人健康档案中的预防性资料。它是根据社区主要健康问题的流行状况，针对居民的不同性别、年龄而设计的终生健康检查计划。实施周期性健康检查，首先要为个体制订健康检查计划，其基本内容包括两个方面：①一级预防中的计划免疫、生长发育评估和健康教育等。②为了早期发现疾病而设置的定期检查项目，如针对老年人群的血压、血脂、血糖等检查。

3. 家庭健康档案　家庭健康档案是记录与居民健康有关的各种家庭因素及家庭健康问题的系统资料。家庭健康档案是居民健康档案的重要组成部分，主要包括以下内容。

（1）家庭基本资料　包括家庭住址、家庭成员的基本资料、建档医生和护士姓名、建档日期等。

（2）家系图　以绘图的方式表示家庭结构及成员的健康状况和社会资料，是简明的家庭综合资料，其使用符号有一定规定，如"○"表示女性，"□"表示男性，"⌒"表示双胞胎等。

（3）家庭生活周期　可分为 8 个阶段（新婚、第一个孩子出生、有学龄前儿童、有学龄儿童、有青少年、孩子离家创业、空巢期和退休），每一阶段均有其特定的发展内容及相应问题，包括生物学、行为学、社会学等方面的正常转变及意料之外和有待协调的危机。全科医生需对每个家庭所处的阶段及存在的问题做出判断，并预测可能出现的转变和危机，进而制订适宜的处理计划。

（4）家庭卫生保健记录　记录家庭环境的卫生状况、居住条件、生活起居方式，是评价家庭功能、确定健康状况的参考资料。

NOTE

（5）家庭主要问题目录及描述　记载家庭生活压力事件和危机的发生日期、问题描述及结果等，可按 POMR 中的 SOAP 方式描述。

4.社区健康档案　社区健康档案是居民健康档案中最主要的部分，主要包括五部分内容。

（1）社区基本资料　包括社区的自然环境状况，如社区的地理位置、范围，自然环境状况、卫生设施和卫生条件等；社区的人口学特征，如社区的总人数、年龄、性别构成（人口金字塔）、出生率、病死率、人口自然增长率、种族特征、生育观念等；社区的人文和社会环境状况，如社区居民的教育水平、宗教及传统习俗、消费水平及意识、社会团体发展情况及作用、家庭结构、婚姻状况、家庭功能、公共秩序等；社区的经济和组织状况等。

（2）社区卫生资源　包括社区的卫生服务机构和卫生人力资源状况等。

（3）社区卫生服务状况　包括一定时期内的门诊量统计、门诊服务量、门诊服务内容、患者的就诊原因分类、常见健康问题的分类及构成、卫生服务利用情况、转会诊病种、转会诊率及适宜程度分析等。

（4）社区人群的健康状况　包括社区健康问题的分布及严重程度，如社区人群的发病率、患病率及疾病构成等；社区居民健康危险因素评估，如不当的生活饮食习惯、就医行为、获得卫生服务的障碍等；社区疾病谱，如发病年龄、性别与职业分布、死因谱等；社区人群中医体质筛查与辨证，各种体质的形态特征、常见表现、心理特征、发病倾向、对外界的适应能力等，查找社区人群异常体质的常见类型并予以干预，达到中医"治未病"的目的。

（5）社区人群中医养生情况　包括社区居民饮食调节、运动习惯、食疗运用、中医知识的掌握情况，以及临床中医保健知识咨询服务需求等。只有掌握和运用正确的养生方法并持之以恒，才能真正做到"恬惔虚无，真气从之""阴平阳秘，精神为治"，提高社区人群生活质量。

附录三

个人健康档案采集表

档案编号			姓名		小二寸白底证件照
出生日期			性别		
身份证号			工作单位		
民族			出生地		
文化程度			现住址		
常住类型			电话		
职业		1. 国家机关，党群组织企业，事业单位负责人□　2. 专业技术人员□　3. 办事人员和有关人员□　4. 商业、服务业人员□　5. 农、林、牧、渔、水利业生产人员□　6. 生产、运输设备操作人员及有关人员□　7. 军人□　8. 其他从业人员□			
婚姻状况		1. 未婚□　2. 已婚□　3. 丧偶□　4. 离婚□　5. 未说明的婚姻状况□			
血型		1. A 型□　2. B 型□　3. O 型□　4. AB 型□　5. 不详□ /RH 阴性：1. 否□　2. 是□　3. 不详□			
身高（cm）		体重（kg）		腰臀比	
医疗费用支付方式		1. 城镇职工基本医疗保险□　2. 城镇居民基本医疗保险□　3. 新型农村合作医疗□　4. 贫困救助□　5. 商业医疗保险□　6. 全公费□　7. 全自费□　8. 其他□			
联系人姓名		联系人电话		联系人住址	

病史	问诊	现在症		
		既往史	1. 无	
			2. 高血压	确诊时间：
			3. 糖尿病	确诊时间：
			4. 冠心病	确诊时间：
			5.COPD	确诊时间：
			6. 恶性肿瘤	确诊时间：
			7. 脑卒中	确诊时间：
			8. 重型精神疾患	确诊时间：
			9. 结核病	确诊时间：
			10. 肝炎	确诊时间：
			11. 其他法定传染病	确诊时间：
			12. 职业病	确诊时间：
			13. 高脂血症	确诊时间：
			14. 风湿性疾病	确诊时间：
			15. 颈椎病	确诊时间：
			16. 骨质疏松症	确诊时间：
			17. 其他	确诊时间：
		过敏史	1. 无□　有：2. 青霉素□　3. 磺胺□　4. 链霉素□　5. 其他□	
		暴露史	1. 无□　有：2. 化学□　3. 毒物□　4. 射线□	

病史	问诊	手术史	1. 无□ 2. 有：名称1： 时间： /名称2： 时间：	
		外伤史	1. 无□ 2. 有：名称1： 时间： /名称2： 时间：	
		输血史	1. 无□ 2. 有：原因1： 时间： /原因2： 时间：	
		个人生活史	1. 饮食偏嗜□ 2. 水果蔬菜食用情况□ 3. 烟酒习惯□ 4. 家居卫生□ 5. 社区卫生□ 6. 工作/学习环境□ 7. 工作/学习压力□ 8. 心理状态□ 9. 家庭关系□ 10. 同事/同学关系□ 11. 作息时间□ 12. 户外活动参与度□ 13. 书籍阅读□ 14. 休闲娱乐情况□ 15. 外伤情况□ 16. 其他生活、行为习惯□ 17. 生育史、月经史、胎产史□	健康危险因素具体阐述：
		家族史	1. 无□ 2. 高血压□ 3. 糖尿病□ 4. 冠心病□ 5.COPD□ 6. 恶性肿瘤□ 7. 脑卒中□ 8. 重型精神疾患□ 9. 结核病□ 10. 肝炎□ 11. 先天畸形□ 12. 其他□	
	望诊	（包括全身望诊、局部望诊、望排出物、望小儿指纹、望舌）		
	闻诊	（包括听声音、嗅气味）		
	切诊	（包括按诊、脉诊）		
体格检查	1. 生命体征 2. 一般情况 3. 皮肤黏膜 4. 淋巴结 5 头部 6. 眼 7. 耳 8. 鼻 9. 口腔 10 颈部 11. 胸部 12. 肺脏 13. 心脏 14. 周围血管征 15. 腹部 16. 外生殖器及肛门 17. 脊柱及四肢 18. 神经系统		（请填写阳性体征）	
辅助检查	中医特色仪器检查			
	生化检查	1. 大便常规 2. 肿瘤标志物 3. 血常规 4. 血液生化 5. 免疫学检查 6. 尿常规 7. 内分泌检查 8. 便血试验 9. 凝血功能 10. 其他	（请填写阳性体征）	
	影像检查	1. 腹部彩超 2. 男性B超 3. 脑电图 4. 妇科B超 5. 乳腺B超 6. 心电图 7. 胸片	（请填写阳性体征）	
评估	体质类型	1. 平和质 2. 气虚质 3. 阳虚质 4. 阴虚质 5. 痰湿质 6. 湿热质 7. 血瘀质 8. 气郁质 9. 特禀质		
	亚健康类型			
	中医诊断	病名	证型	
	西医诊断	病名1	病名2	
	分属人群	1. 慢性病人群□ 2. 儿童人群□ 3. 妇女人群□ 4. 老年人群□ 5. 一般人群□		
	健康危险因素分析			
受检者/监护人			受检者意见或建议	
审核人				

主要参考书目

1. 武留信，曾强 . 中华健康管理学 [M]. 北京：人民卫生出版社，2016.

2. 郭清 . 健康管理学 [M]. 北京：人民卫生出版社，2017.

3. 李晓淳 . 健康管理 [M]. 北京：人民卫生出版社，2012.

4. 中华中医药学会 . 中华中医药学会标准·中医健康管理服务规范 [M]. 北京：中国中医药出版社，2016.

5. 李灿东 . 中医状态学 [M]. 北京：中国中医药出版社，2016.

6. 王琦 . 中医未病学 [M]. 北京：中国中医药出版社，2015.

7. 朱向东，朱蔚，程炜宗 . 中医治未病理论研究 [M]. 兰州：甘肃科学技术出版社，2007.

8. 郭海英 . 中医养生学 [M]. 北京：中国中医药出版社，2009.

9. 陈涤平 . 中医养生大成 [M]. 北京：中国中医药出版社，2014.

10. 王琦 . 中医体质学 [M]. 北京：人民卫生出版社，2005.

11. 何清湖 . 中国公民中医养生保健素养 [M]. 北京：中国中医药出版社，2017.

12. 张开金，夏俊杰 . 健康管理理论与实践 [M]. 南京：东南大学出版社，2013.

13. 王培玉 . 健康管理学 [M]. 北京：北京大学医学出版社，2012.

14. 张庆军，祝淑珍，李俊琳 . 实用健康管理学 [M]. 北京：科学出版社，2017.